全国科学技术名词审定委员会
公 布

阿尔茨海默病名词

CHINESE TERMS IN ALZHEIMER'S DISEASE

2019

阿尔茨海默病名词审定委员会

国家自然科学基金资助项目

科学出版社
北 京

内 容 简 介

本书是全国科学技术名词审定委员会审定公布的阿尔茨海默病基本名词，内容包括：总论、脑解剖学、分子生物学与病理学、精神与心理认知学、诊断技术与实验方法、治疗与康复6部分，共1003条。这些名词是科研、教学、生产、经营及新闻出版等部门应遵照使用的阿尔茨海默病规范名词。

图书在版编目(CIP)数据

阿尔茨海默病名词/阿尔茨海默病名词审定委员会编.—北京：科学出版社，2019.6
ISBN 978-7-03-061684-5

I. ①阿⋯ II. ①阿⋯ III. ①阿尔茨海默–名词术语 IV. ①R473.74-61

中国版本图书馆 CIP 数据核字(2019)第 116945 号

责任编辑：王 海 沈红芬 许红霞/责任校对：郑金红
责任印制：肖 兴/封面设计：吴霞暖

科学出版社 出版
北京东黄城根北街 16 号
邮政编码：100717
http://www.sciencep.com

中国科学院印刷厂 印刷
科学出版社发行 各地新华书店经销
*
2019 年 6 月第 一 版　开本：787×1092 1/16
2019 年 6 月第一次印刷　印张：8 1/2
字数：200 000
定价：68.00 元
（如有印装质量问题，我社负责调换）

全国科学技术名词审定委员会
第七届委员会委员名单

特邀顾问：路甬祥　许嘉璐　韩启德
主　　任：白春礼
副 主 任：黄　卫　杜占元　张宏森　李培林　刘　旭　何　雷　何鸣鸿
　　　　　裴亚军
常　　委（以姓名笔画为序）：
　　　　　戈　晨　田立新　曲爱国　刘会洲　沈家煊　宋　军　张　军
　　　　　张伯礼　林　鹏　饶克勤　袁亚湘　高　松　黄向阳　崔　拓
　　　　　康　乐　韩　毅　雷筱云
委　　员（以姓名笔画为序）：
　　　　　卜宪群　王　军　王子豪　王同军　王建军　王建朗　王家臣
　　　　　王清印　王德华　尹虎彬　邓初夏　石　楠　叶玉如　田　森
　　　　　田胜立　白殿一　包为民　冯大斌　冯惠玲　毕健康　朱　星
　　　　　朱士恩　朱立新　朱建平　任　海　任南琪　刘　青　刘正江
　　　　　刘连安　刘国权　刘晓明　许毅达　那伊力江·吐尔干　孙宝国
　　　　　孙瑞哲　李一军　李小娟　李志江　李伯良　李学军　李承森
　　　　　李晓东　杨　鲁　杨　群　杨汉春　杨安钢　杨焕明　汪正平
　　　　　汪雄海　宋　彤　宋晓霞　张人禾　张玉森　张守攻　张社卿
　　　　　张建新　张绍祥　张洪华　张继贤　陆雅海　陈　杰　陈光金
　　　　　陈众议　陈言放　陈映秋　陈星灿　陈超志　陈新滋　尚智丛
　　　　　易　静　罗　玲　周　畅　周少来　周洪波　郑宝森　郑筱筠
　　　　　封志明　赵永恒　胡秀莲　胡家勇　南志标　柳卫平　闻映红
　　　　　姜志宏　洪定一　莫纪宏　贾承造　原遵东　徐立之　高　怀
　　　　　高　福　高培勇　唐志敏　唐绪军　益西桑布　黄清华　黄璐琦
　　　　　萨楚日勒图　龚旗煌　阎志坚　梁曦东　董　鸣　蒋　颖
　　　　　韩振海　程晓陶　程恩富　傅伯杰　曾明荣　谢地坤　赫荣乔
　　　　　蔡　怡　谭华荣

阿尔茨海默病名词审定委员会委员名单

顾　问：顾方舟　唐希灿　陈可冀
主　任：王　军　盛树力　许贤豪
副主任：王虹峥　徐群渊　钱采韵　郭玉璞　张明园　肖顺贞
委　员（以姓名笔画为序）：

万选才	马　辛	马永兴	王　军	王　蕊	王宁华	王志稳
王建枝	王荫华	王虹峥	王翠娣	毛佩贤	邓钰蕾	冯　锋
朴月善	朱镛连	刘　宇	刘云波	刘东戈	刘耕陶	齐志刚
汤慈美	许贤豪	苏彦捷	李月梅	李坤成	李果珍	李焰生
杨　莘	杨炯炯	肖卫忠	肖世富	肖顺贞	吴艳红	汪华侨
沈定国	宋鲁平	张　岱	张　玲	张　通	张　斌	张亚旭
张连峰	张明园	陈生弟	陈振文	武　燕	苗国栋	周江宁
周晓林	茹柄根	姜长青	姚景鹏	秦　川	袁　云	顾　新
钱采韵	钱海蓉	徐　林	徐群渊	高　晶	高玉洁	郭玉璞
曹传海	盛树力	彭丹涛	韩布新	谢敬霞	管小亭	薛启冥

编写专家名单

01. 总论
写　作：王　军　盛树力　钱采韵　许贤豪　陈生弟　肖顺贞　王志稳
　　　　刘　宇　张　通　宋鲁平　王翠娣　邓钰蕾
审　阅：郭玉璞　张连峰　薛启旻　茹栖根　王虹峥　刘东戈　朴月善
　　　　钱海蓉　高　晶　袁　云　许贤豪　张　玲　朱镛连　杨　莘
　　　　姚景鹏　李月梅　顾　新　王宁华　汤慈美　彭丹涛　刘耕陶
　　　　周江宁　张　斌　王荫华　马永兴　肖世富　李焰生　王翠娣
　　　　管小亭　肖卫忠　汪华侨

02. 脑解剖学
写　作：王　军　万选才　徐群渊
审　阅：徐群渊　武　燕　王虹峥　曹传海

03. 分子生物学与病理学
写　作：王　军　盛树力　王翠娣
审　阅：郭玉璞　张连峰　薛启旻　茹栖根　王虹峥　刘东戈　朴月善
　　　　钱海蓉　高　晶　袁　云

04. 精神与心理认知学
写　作：马　辛　张亚旭
审　阅：张明园　毛佩贤　韩布新　杨炯炯　吴艳红　王虹峥　周晓林
　　　　姜长青　苏艳捷　冯　锋　钱采韵　苗国栋　曹传海

05. 诊断技术与实验方法

05.01　影像技术
写　作：李坤成
审　阅：李果珍　谢敬霞　王　蕊　高玉洁　齐志刚　曹传海

05.02　电生理学
写　作：徐　林
审　阅：沈定国　张　岱　王虹峥　曹传海

05.03 动物实验

写　作：张　斌　秦　川　张连峰

审　阅：陈振文　秦　川　刘云波　王建枝　王虹峥

06. 治疗与康复

06.01 临床与治疗

写　作：钱采韵　许贤豪　邓钰蕾　陈生弟

审　阅：汤慈美　彭丹涛　刘耕陶　周江宁　王虹睁　张　斌　王荫华
　　　　马永兴　肖世富　李焰生　王翠娣　彭丹涛　管小亭　肖卫忠
　　　　汪华侨　曹传海

06.02 护理与康复

写　作：肖顺贞　王志稳　刘　宇　张　通　宋鲁平

审　阅：许贤豪　王虹峥　张　玲　朱镛连　杨　莘　姚景鹏　李月梅
　　　　顾　新　王宁华　曹传海

白春礼序

科技名词伴随科技发展而生，是概念的名称，承载着知识和信息。如果说语言是记录文明的符号，那么科技名词就是记录科技概念的符号，是科技知识得以传承的载体。我国古代科技成果的传承，即得益于此。《山海经》记录了山、川、陵、台及几十种矿物名；《尔雅》19篇中，有16篇解释名物词，可谓是我国最早的术语词典；《梦溪笔谈》第一次给"石油"命名并一直沿用至今；《农政全书》创造了大量农业、土壤及水利工程名词；《本草纲目》使用了数百种植物和矿物岩石名称。延传至今的古代科技术语，体现着圣哲们对科技概念定名的深入思考，在文化传承、科技交流的历史长河中作出了不可磨灭的贡献。

科技名词规范工作是一项基础性工作。我们知道，一个学科的概念体系是由若干个科技名词搭建起来的，所有学科概念体系整合起来，就构成了人类完整的科学知识架构。如果说概念体系构成了一个学科的"大厦"，那么科技名词就是其中的"砖瓦"。科技名词审定和公布，就是为了生产出标准、优质的"砖瓦"。

科技名词规范工作是一项需要重视的基础性工作。科技名词的审定就是依照一定的程序、原则、方法对科技名词进行规范化、标准化，在厘清概念的基础上恰当定名。其中，对概念的把握和厘清至关重要，因为如果概念不清晰、名称不规范，势必会影响科学研究工作的顺利开展，甚至会影响对事物的认知和决策。举个例子，我们在讨论科技成果转化问题时，经常会有"科技与经济'两张皮'""科技对经济发展贡献太少"等说法，尽管在通常的语境中，把科学和技术连在一起表述，但严格说起来，会导致在认知上没有厘清科学与技术之间的差异，而简单把技术研发和生产实际之间脱节的问题理解为科学研究与生产实际之间的脱节。一般认为，科学主要揭示自然的本质和内在规律，回答"是什么"和"为什么"的问题，技术以改造自然为目的，回答"做什么"和"怎么做"的问题。科学主要表现为知识形态，是创造知识的研究，技术则具有物化形态，是综合利用知识于需求的研究。科学、技术是不同类型的创新活动，有着不同的发展规律，体现不同的价值，需要形成对不同性质的研发活动进行分类支持、分类评价的科学管理体系。从这个角度来看，科技名词规范工作是一项必不可少的基础性工作。我非常同意老一辈专家叶笃正的观点，他认为："科技名词规范化工作的作用比我们想象的还要大，是一项事关我国科技事业发展的基础设施建设工作！"

科技名词规范工作是一项需要长期坚持的基础性工作。我国科技名词规范工作已经有110年的历史。1909年清政府成立科学名词编订馆，1932年南京国民政府成立国立编译馆，是为了学习、引进、吸收西方科学技术，对译名和学术名词进行规范统一。中华人民共和国成立后，随即成立了"学术名词统一工作委员会"。1985年，为了更好地促进我国科学技术的发展，推动我国从科技弱国向科技大国迈进，国家成立了"全国自然科学名词审定委员会"，主要对自然科学领域的名词进行规范统一。1996年，国家批准将"全国自然科学名词审定委员会"改为"全国科学技术名词审定委员会"，是为了响应科教兴国战略，促进我国由科技大国向科技强国迈进，而将工作范围由自然科学技术领域扩展到工程技术、人文社会科学等领域。科学技术发展到今天，信息技术和互联网技术在不断突进，前沿科技在不断取得突破，新的科学领域在不断产生，新概念、新名词在不断涌现，科技名词规范工作仍然任重道远。

110年的科技名词规范工作，在推动我国科技发展的同时，也在促进我国科学文化的传承。科技名词承载着科学和文化，一个学科的名词，能够勾勒出学科的面貌、历史、现状和发展趋势。我们不断地对学科名词进行审定、公布、入库，形成规模并提供使用，从这个角度来看，这项工作又有几分盛世修典的意味，可谓"功在当代，利在千秋"。

在党和国家重视下，我们依靠数千位专家学者，已经审定公布了65个学科领域的近50万条科技名词，基本建成了科技名词体系，推动了科技名词规范化事业协调可持续发展。同时，在全国科学技术名词审定委员会的组织和推动下，海峡两岸科技名词的交流对照统一工作也取得了显著成果。两岸专家已在30多个学科领域开展了名词交流对照活动，出版了20多种两岸科学名词对照本和多部工具书，为两岸和平发展作出了贡献。

作为全国科学技术名词审定委员会现任主任委员，我要感谢历届委员会所付出的努力。同时，我也深感责任重大。

十九大的胜利召开具有划时代意义，标志着我们进入了新时代。新时代，创新成为引领发展的第一动力。习近平总书记在十九大报告中，从战略高度强调了创新，指出创新是建设现代化经济体系的战略支撑，创新处于国家发展全局的核心位置。在深入实施创新驱动发展战略中，科技名词规范工作是其基本组成部分，因为科技的交流与传播、知识的协同与管理、信息的传输与共享，都需要一个基于科学的、规范统一的科技名词体系和科技名词服务平台作为支撑。

我们要把握好新时代的战略定位，适应新时代新形势的要求，加强与科技的协同发展。一方面，要继续发扬科学民主、严谨求实的精神，保证审定公布成果的权威性和规范性。科技名词审定是一项既具规范性又有研究性，既具协调性又有长期性的综合性工作。在长期的科技名词审定工作实践中，全国科学技术名词审定委员会积累了丰富的经验，形成了一套完整的组织和审定流程。这一流程，有利于确立公布名词的权威性，有利于保证公布名词的规范性。但是，我们仍然要创新审定机制，高质高效地完成科技名词审定公布任务。另一方面，在做好科技名词审定公布工作的同时，我们要瞄准世界科技前沿，服务于前瞻性基础研究。习总书记在报告中特别提到"中国天眼"、"悟空号"暗物质粒子探测卫星、"墨子号"量子科学实验卫星、天宫二号和"蛟龙号"载人潜水器等重大科技成果，这些都是随着我国科技发展诞生的新概念、新名词，是科技名词规范工作需要关注的热点。围绕新时代中国特色社会主义发展的重大课题，服务于前瞻性基础研究、新的科学领域、新的科学理论体系，应该是新时代科技名词规范工作所关注的重点。

未来，我们要大力提升服务能力，为科技创新提供坚强有力的基础保障。全国科学技术名词审定委员会第七届委员会成立以来，在创新科学传播模式、推动成果转化应用等方面作了很多努力。例如，及时为113号、115号、117号、118号元素确定中文名称，联合中国科学院、国家语言文字工作委员会召开四个新元素中文名称发布会，与媒体合作开展推广普及，引起社会关注。利用大数据统计、机器学习、自然语言处理等技术，开发面向全球华语圈的术语知识服务平台和基于用户实际需求的应用软件，受到使用者的好评。今后，全国科学技术名词审定委员会还要进一步加强战略前瞻，积极应对信息技术与经济社会交汇融合的趋势，探索知识服务、成果转化的新模式、新手段，从支撑创新发展战略的高度，提升服务能力，切实发挥科技名词规范工作的价值和作用。

使命呼唤担当，使命引领未来，新时代赋予我们新使命。全国科学技术名词审定委员会只有准确把握科技名词规范工作的战略定位，创新思路，扎实推进，才能在新时代有所作为。

是为序。

白春礼
2018年春

路甬祥序

我国是一个人口众多、历史悠久的文明古国，自古以来就十分重视语言文字的统一，主张"书同文、车同轨"，把语言文字的统一作为民族团结、国家统一和强盛的重要基础和象征。我国古代科学技术十分发达，以四大发明为代表的古代文明，曾使我国居于世界之巅，成为世界科技发展史上的光辉篇章。而伴随科学技术产生、传播的科技名词，从古代起就已成为中华文化的重要组成部分，在促进国家科技进步、社会发展和维护国家统一方面发挥着重要作用。

我国的科技名词规范统一活动有着十分悠久的历史。古代科学著作记载的大量科技名词术语，标志着我国古代科技之发达及科技名词之活跃与丰富。然而，建立正式的名词审定组织机构则是在清朝末年。1909年，我国成立了科学名词编订馆，专门从事科学名词的审定、规范工作。到了新中国成立之后，由于国家的高度重视，这项工作得以更加系统地、大规模地开展。1950年政务院设立的学术名词统一工作委员会，以及1985年国务院批准成立的全国自然科学名词审定委员会（现更名为全国科学技术名词审定委员会，简称全国科技名词委），都是政府授权代表国家审定和公布规范科技名词的权威性机构和专业队伍。他们肩负着国家和民族赋予的光荣使命，秉承着振兴中华的神圣职责，为科技名词规范统一事业默默耕耘，为我国科学技术的发展做出了基础性的贡献。

规范和统一科技名词，不仅在消除社会上的名词混乱现象，保障民族语言的纯洁与健康发展等方面极为重要，而且在保障和促进科技进步，支撑学科发展方面也具有重要意义。一个学科的名词术语的准确定名及推广，对这个学科的建立与发展极为重要。任何一门科学（或学科），都必须有自己的一套系统完善的名词来支撑，否则这门学科就立不起来，就不能成为独立的学科。郭沫若先生曾将科技名词的规范与统一称为"乃是一个独立自主国家在学术工作上所必须具备的条件，也是实现学术中国化的最起码的条件"，精辟地指出了这项基础性、支撑性工作的本质。

在长期的社会实践中，人们认识到科技名词的规范和统一工作对于一个国家的科技发展和文化传承非常重要，是实现科技现代化的一项支撑性的系统工程。没有这样一个系统的规范化的支撑条件,不仅现代科技的协调发展将遇到极大困难,而且在科技日益渗透人们生活各方面、各环节的今天,还将给教育、传播、交流、经贸等多方面带来困难和损害。

全国科技名词委自成立以来,已走过近20年的历程,前两任主任钱三强院士和卢嘉锡院士为我国的科技名词统一事业倾注了大量的心血和精力,在他们的正确领导和广大专家的共同努力下,取得了卓著的成就。2002年,我接任此工作,时逢国家科技、经济飞速发展之际,因而倍感责任的重大;及至今日,全国科技名词委已组建了60个学科名词审定分委员会,公布了50多个学科的63种科技名词,在自然科学、工程技术与社会科学方面均取得了协调发展,科技名词蔚成体系。而且,海峡两岸科技名词对照统一工作也取得了可喜的成绩。对此,我实感欣慰。这些成就无不凝聚着专家学者们的心血与汗水,无不闪烁着专家学者们的集体智慧。历史将会永远铭刻着广大专家学者孜孜以求、精益求精的艰辛劳作和为祖国科技发展做出的奠基性贡献。宋健院士曾在1990年全国科技名词委的大会上说过:"历史将表明,这个委员会的工作将对中华民族的进步起到奠基性的推动作用。"这个预见性的评价是毫不为过的。

科技名词的规范和统一工作不仅仅是科技发展的基础,也是现代社会信息交流、教育和科学普及的基础,因此,它是一项具有广泛社会意义的建设工作。当今,我国的科学技术已取得突飞猛进的发展,许多学科领域已接近或达到国际前沿水平。与此同时,自然科学、工程技术与社会科学之间交叉融合的趋势越来越显著,科学技术迅速普及到了社会各个层面,科学技术同社会进步、经济发展已紧密地融为一体,并带动着各项事业的发展。所以,不仅科学技术发展本身产生的许多新概念、新名词需要规范和统一,而且由于科学技术的社会化,社会各领域也需要科技名词有一个更好的规范。另一方面,随着香港、澳门的回归,海峡两岸科技、文化、经贸交流不断扩大,祖国实现完全统一更加迫近,两岸科技名词对照统一任务也十分迫切。因而,我们的名词工作不仅对科技发展具有重要的价值和意义,而且在经济发展、社会进步、政治稳定、民族团结、国家统一和繁荣等方面都具有不可替代的特殊价值和意义。

最近,中央提出树立和落实科学发展观,这对科技名词工作提出了更高的要求。我们要按照科学发展观的要求,求真务实,开拓创新。科学发展观的本质与核心是以人为本,我们要建设一支优秀的名词工作队伍,既要保持和发扬老一辈科技名词工作者的优良传统,坚持真理、实事求是、甘于寂寞、淡泊名利,又要根据新形势的要求,面向未来、协调发展、与时俱进、锐意创新。此外,我们要充分利用网络等现代科技手段,使规范科技名词得到更好的传播和应用,为迅速提高全民文化素质做出更大贡献。科学发展观的基本要求是坚持以人为本,全面、协调、可持续发展,因此,科技名词工作既要紧密围绕当前国民经济建设形势,着重开展好科技领域的学科名词审定工作,同时又要在强调经济社会以及人与自然协调发展的思想指导下,开展好社会科学、文化教育和资源、生态、环境领域的科学名词审定工作,促进各个学科领域的相互融合和共同繁荣。科学发展观非常注重可持续发展的理念,因此,我们在不断丰富和发展已建立的科技名词体系的同时,还要进一步研究具有中国特色的术语学理论,以创建中国的术语学派。研究和建立中国特色的术语学理论,也是一种知识创新,是实现科技名词工作可持续发展的必由之路,我们应当为此付出更大的努力。

当前国际社会已处于以知识经济为走向的全球经济时代,科学技术发展的步伐将会越来越快。我国已加入世贸组织,我国的经济也正在迅速融入世界经济主流,因而国内外科技、文化、经贸的交流将越来越广泛和深入。可以预言,21世纪中国的经济和中国的语言文字都将对国际社会产生空前的影响。因此,在今后10到20年之间,科技名词工作就变得更具现实意义,也更加迫切。"路漫漫其修远兮,吾将上下而求索",我们应当在今后的工作中,进一步解放思想,务实创新、不断前进。不仅要及时地总结这些年来取得的工作经验,更要从本质上认识这项工作的内在规律,不断地开创科技名词统一工作新局面,做出我们这代人应当做出的历史性贡献。

2004年深秋

卢嘉锡序

科技名词伴随科学技术而生，犹如人之诞生其名也随之产生一样。科技名词反映着科学研究的成果，带有时代的信息，铭刻着文化观念，是人类科学知识在语言中的结晶。作为科技交流和知识传播的载体，科技名词在科技发展和社会进步中起着重要作用。

在长期的社会实践中，人们认识到科技名词的统一和规范化是一个国家和民族发展科学技术的重要的基础性工作，是实现科技现代化的一项支撑性的系统工程。没有这样一个系统的规范化的支撑条件，科学技术的协调发展将遇到极大的困难。试想，假如在天文学领域没有关于各类天体的统一命名，那么，人们在浩瀚的宇宙当中，看到的只能是无序的混乱，很难找到科学的规律。如是，天文学就很难发展。其他学科也是这样。

古往今来，名词工作一直受到人们的重视。严济慈先生60多年前说过，"凡百工作，首重定名；每举其名，即知其事"。这句话反映了我国学术界长期以来对名词统一工作的认识和做法。古代的孔子曾说"名不正则言不顺"，指出了名实相副的必要性。荀子也曾说"名有固善，径易而不拂，谓之善名"，意为名有完善之名，平易好懂而不被人误解之名，可以说是好名。他的"正名篇"即是专门论述名词术语命名问题的。近代的严复则有"一名之立，旬月踟蹰"之说。可见在这些有学问的人眼里，"定名"不是一件随便的事情。任何一门科学都包含很多事实、思想和专业名词，科学思想是由科学事实和专业名词构成的。如果表达科学思想的专业名词不正确，那么科学事实也就难以令人相信了。

科技名词的统一和规范化标志着一个国家科技发展的水平。我国历来重视名词的统一与规范工作。从清朝末年的科学名词编订馆，到1932年成立的国立编译馆，以及新中国成立之初的学术名词统一工作委员会，直至1985年成立的全国自然科学名词审定委员会(现已改名为全国科学技术名词审定委员会，简称全国名词委)，其使命和职责都是相同的，都是审定和公布规范名词的权威性机构。现在，参与全国名词委领导工作的单位有中国科学院、科学技术部、教育部、中国科学技术协会、国家自然科学基金委员会、新闻出版署、国家质量技术监督局、国家广播电影电视总局、国家知识产权局和国家语言文字工作委员会，这些部委各自选派了有关领导干部担任全国名词委的领导，有力地推动科技名词的统一和推广应用工作。

全国名词委成立以后，我国的科技名词统一工作进入了一个新的阶段。在第一任主任委员钱三强同志的组织带领下，经过广大专家的艰苦努力，名词规范和统一工作取得了显著的成绩。1992年三强同志不幸谢世。我接任后，继续推动和开展这项工作。在国家和有关部门的支持及广大专家学者的努力下，全国名词委15年来按学科共组建了50多个学科的名词审定分委员会，有1800多位专家、学者参加名词审定工作，还有更多的专家、学者参加书面审查和座谈讨论等，形成的科技名词工作队伍规模之大、水平层次之高前所未有。15年间共审定公布了包括理、工、农、医及交叉学科等各学科领域的名词共计50多种。而且，对名词加注定义的工作经试点后业已逐渐展开。另外，遵照术语学理论，根据汉语汉字特点，结合科技名词审定工作实践，全国名词委制定并逐步完善了一套名词审定工作的原则与方法。可以说，在20世纪的最后15年中，我国基本上建立起了比较完整的科技名词体系，为我国科技名词的规范和统一奠定了良好的基础，对我国科研、教学和学术交流起到了很好的作用。

在科技名词审定工作中，全国名词委密切结合科技发展和国民经济建设的需要，及时调整工作方针和任务，拓展新的学科领域开展名词审定工作，以更好地为社会服务、为国民经济建设服务。近些年来，又对科技新词的定名和海峡两岸科技名词对照统一工作给予了特别的重视。科技新词的审定和发布试用工作已取得了初步成效，显示了名词统一工作的活力，跟上了科技发展的步伐，起到了引导社会的作用。两岸科技名词对照统一工作是一项有利于祖国统一大业的基础性工作。全国名词委作为我国专门从事科技名词统一的机构，始终把此项工作视为自己责无旁贷的历史性任务。通过这些年的积极努力，我们已经取得了可喜的成绩。做好这项工作，必将对弘扬民族文化，促进两岸科教、文化、经贸的交流与发展做出历史性的贡献。

科技名词浩如烟海，门类繁多，规范和统一科技名词是一项相当繁重而复杂的长期工作。在科技名词审定工作中既要注意同国际上的名词命名原则与方法相衔接，又要依据和发挥博大精深的汉语文化，按照科技的概念和内涵，创造和规范出符合科技规律和汉语文字结构特点的科技名词。因而，这又是一项艰苦细致的工作。广大专家学者字斟句酌，精益求精，以高度的社会责任感和敬业精神投身于这项事业。可以说，全国名词委公布的名词是广大专家学者心血的结晶。这里，我代表全国名词委，向所有参与这项工作的专家学者们致以崇高的敬意和衷心的感谢！

审定和统一科技名词是为了推广应用。要使全国名词委众多专家多年的劳动成果——规范名词，成为社会各界及每位公民自觉遵守的规范，需要全社会的理解和支持。国务院和4个有关部委［国家科委(今科学技术部)、中国科学院、国家教委(今教育部)和新闻出版署］已分别于1987年和1990年行文全国，要求全国各科研、教学、生产、经营以及新闻出版等单位遵照使用全国名词委审定公布的名词。希望社会各界自觉认真地执行，共同做好这项对于科技发展、社会进步和国家统一极为重要的基础工作，为振兴中华而努力。

值此全国名词委成立15周年、科技名词书改装之际，写了以上这些话。是为序。

卢嘉锡

2000年夏

钱 三 强 序

科技名词术语是科学概念的语言符号。人类在推动科学技术向前发展的历史长河中，同时产生和发展了各种科技名词术语，作为思想和认识交流的工具，进而推动科学技术的发展。

我国是一个历史悠久的文明古国，在科技史上谱写过光辉篇章。中国科技名词术语，以汉语为主导，经过了几千年的演化和发展，在语言形式和结构上体现了我国语言文字的特点和规律，简明扼要，蓄意深切。我国古代的科学著作，如已被译为英、德、法、俄、日等文字的《本草纲目》、《天工开物》等，包含大量科技名词术语。从元、明以后，开始翻译西方科技著作，创译了大批科技名词术语，为传播科学知识，发展我国的科学技术起到了积极作用。

统一科技名词术语是一个国家发展科学技术所必须具备的基础条件之一。世界经济发达国家都十分关心和重视科技名词术语的统一。我国早在1909年就成立了科学名词编订馆，后又于1919年中国科学社成立了科学名词审定委员会，1928年大学院成立了译名统一委员会。1932年成立了国立编译馆，在当时教育部主持下先后拟订和审查了各学科的名词草案。

新中国成立后，国家决定在政务院文化教育委员会下，设立学术名词统一工作委员会，郭沫若任主任委员。委员会分设自然科学、社会科学、医药卫生、艺术科学和时事名词五大组，聘请了各专业著名科学家、专家，审定和出版了一批科学名词，为新中国成立后的科学技术的交流和发展起到了重要作用。后来，由于历史的原因，这一重要工作陷于停顿。

当今，世界科学技术迅速发展，新学科、新概念、新理论、新方法不断涌现，相应地出现了大批新的科技名词术语。统一科技名词术语，对科学知识的传播，新学科的开拓，新理论的建立，国内外科技交流，学科和行业之间的沟通，科技成果的推广、应用和生产技术的发展，科技图书文献的编纂、出版和检索，科技情报的传递等方面，都是不可缺少的。特别是计算机技术的推广使用，对统一科技名词术语提出了更紧迫的要求。

为适应这种新形势的需要，经国务院批准，1985年4月正式成立了全国自然科学名词审定委员会。委员会的任务是确定工作方针，拟定科技名词术语审定工作计划、实施方案和步骤,组织审定自然科学各学科名词术语,并予以公布。根据国务院授权,委员会审定公布的名词术语,科研、教学、生产、经营以及新闻出版等各部门,均应遵照使用。

全国自然科学名词审定委员会由中国科学院、国家科学技术委员会、国家教育委员会、中国科学技术协会、国家技术监督局、国家新闻出版署、国家自然科学基金委员会分别委派了正、副主任担任领导工作。在中国科协各专业学会密切配合下,逐步建立各专业审定分委员会,并已建立起一支由各学科著名专家、学者组成的近千人的审定队伍,负责审定本学科的名词术语。我国的名词审定工作进入了一个新的阶段。

这次名词术语审定工作是对科学概念进行汉语订名,同时附以相应的英文名称,既有我国语言特色,又方便国内外科技交流。通过实践,初步摸索了具有我国特色的科技名词术语审定的原则与方法,以及名词术语的学科分类、相关概念等问题,并开始探讨当代术语学的理论和方法,以期逐步建立起符合我国语言规律的自然科学名词术语体系。

统一我国的科技名词术语,是一项繁重的任务,它既是一项专业性很强的学术性工作,又涉及亿万人使用习惯的问题。审定工作中我们要认真处理好科学性、系统性和通俗性之间的关系;主科与副科间的关系;学科间交叉名词术语的协调一致;专家集中审定与广泛听取意见等问题。

汉语是世界五分之一人口使用的语言,也是联合国的工作语言之一。除我国外,世界上还有一些国家和地区使用汉语,或使用与汉语关系密切的语言。做好我国的科技名词术语统一工作,为今后对外科技交流创造了更好的条件,使我炎黄子孙,在世界科技进步中发挥更大的作用,做出重要的贡献。

统一我国科技名词术语需要较长的时间和过程,随着科学技术的不断发展,科技名词术语的审定工作,需要不断地发展、补充和完善。我们将本着实事求是的原则,严谨的科学态度做好审定工作,成熟一批公布一批,提供各界使用。我们特别希望得到科技界、教育界、经济界、文化界、新闻出版界等各方面同志的关心、支持和帮助,共同为早日实现我国科技名词术语的统一和规范化而努力。

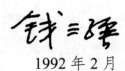

1992 年 2 月

前 言

随着人口老龄化的日趋严峻，阿尔茨海默病成为危害老年人健康的重要疾病之一。国内外的医护工作者和科研人员为了减轻阿尔茨海默病患者的痛苦，都在积极努力着。

长期以来，我国学术界阿尔茨海默病名词使用不规范、不统一，甚至混乱，与国际相关领域名词的规范化相比明显滞后，因而造成学术研究及应用过程中的许多错误。因此，从我国科学技术名词工作的需要出发，适应新形势、新任务，按照国际术语学前沿发展的要求，在该领域制定名词统一标准，编辑一套完整、规范的阿尔茨海默病名词术语，既是学科发展的基础，也是学科成熟的标志，对促进国内国际阿尔茨海默病的学术交流、学科发展、科研、医疗、新闻报刊、药业及社会、教育各领域的名词使用标准化具有重要作用，最终将使人民大众受益。

自 2005 年 9 月国际老年痴呆协会中国委员会成立以来，在顾方舟主席的直接领导下，国际老年痴呆协会中国委员会向全国科学技术名词审定委员会（以下简称全国科技名词委）提出申请并得到批准启动了"阿尔茨海默病名词审定释义"项目。在这种形势下，2005 年年底，全国科技名词委启动了"阿尔茨海默病名词审定"项目，受其委托，国际老年痴呆协会中国委员会和北京老年痴呆防治协会共同为此成立了阿尔茨海默病名词审定委员会，开展阿尔茨海默病名词审定工作。

2006 年国际老年痴呆协会中国委员会按照全国科技名词委的要求，根据名词审定原则及方法，在临床医学、基础医学、护理学等分支学科开展了中、英文命名工作，认真完成了阿尔茨海默病名词选词工作，同时进行了名词的查重。2007 年 4 月 28 日，阿尔茨海默病名词审定工作会议在北京召开，原副主任潘书祥代表全国科技名词委向 13 位专家颁发了聘书，宣布"阿尔茨海默病名词审定委员会"成立。阿尔茨海默病名词审定委员会盛树力副主任就名词学科的分类、框架、分工、审定要求等具体工作聘请了更多的同行专家参与评定。

随后，组织国内外相关学科及医院的专家组成编写工作小组，依据全国科技名词委的要求，根据临床、教学、科研和基层的需要选词，前后召集 200 余名专家组成 13 个工作小组，召开了多次分组会议、共识会议和研究会议，对阿尔茨海默病及其相关疾病的名词进行了检索、筛选、分析、考证、对比、查重和征求意见等工作。编写过程中，力求名词释义简练而准确，并按相关概念和体系排列，参考了美国《医学主题词表》，对名词逐条、逐句、逐字反复进行了讨论、修改和确定。完成的稿件于 2010 年 5 月呈交全国科技名词委，2012 年 11 月全国科技名词委反馈修改意见，我们再次组织有关专家认真核查和修订，于 2013 年年底形成阿尔茨海默病名词上报稿。

全国科技名词委委托许贤豪、盛树力、王军、张斌、曹传海、张连峰、彭丹涛和王虹峥等资深专家对上报稿进行了复审。对复审中提出的意见，阿尔茨海默病名词审定委员会再次进行了研究并做了妥善处理。于 2016 年 5 月上报全国科技名词委审核批准，在全国科技名词委网站及各媒体预公布，征求社会意见。预公布期限为 1 年。2018 年，阿尔茨海默病名词审定委员会根据反馈意见对预公布稿再次修改，并于 2019 年呈报全国科技名词委审核批准，现予以正式公布。

在几年的审定工作中，得到了阿尔茨海默病专家、学者的高度关注和热情支持，许多参与名词审定工作的专家学者并未在审定委员会和编写专家名单中列出。审定工作中得到了全国科技名词委的支持和指导，还得到了阿尔茨海默病学界老一辈专家的关心，他们为此提出了许多宝贵的意见和有益的建议，在此一并深表谢意。祈盼全国阿尔茨海默病工作者及关心名词工作的各界专家、学者继续提出意见，以便本书再版时得到修订与完善。

阿尔茨海默病名词审定委员会
2019 年 1 月

编 排 说 明

一、本书公布的是阿尔茨海默病基本名词，共 1003 条，每条名词均给出了定义或注释。

二、全书分 6 个部分：总论、脑解剖学、分子生物学与病理学、精神与心理认知学、诊断技术与实验方法、治疗与康复。

三、正文按汉文名所属学科的相关概念体系排列。汉文名后给出了与该词概念相对应的英文名。

四、每个汉文名都附有相应的定义或注释。定义一般只给出其基本内涵，注释则扼要说明其特点。当一个汉文名有不同的概念时，则用（1）、（2）等表示。

五、一个汉文名对应几个英文同义词时，英文词之间用","分开。

六、凡英文词的首字母大、小写均可时，一律小写；英文除必须用复数者，一般用单数形式。

七、"[ ]"中的字为可省略的部分。

八、主要异名和释文中的条目用楷体表示。"全称""简称"是与正名等效使用的名词；"又称"为非推荐名，只在一定范围内使用；"俗称"为非学术用语；"曾称"为被淘汰的旧名。

九、正文后所附的英汉索引按英文字母顺序排列；汉英索引按汉语拼音顺序排列。所示号码为该词在正文中的序码。索引中带"*"者为规范名的异名或在释文中出现的条目。

目　录

白春礼序
路甬祥序
卢嘉锡序
钱三强序
前言
编排说明

正文

01. 总论 1
02. 脑解剖学 4
03. 分子生物学与病理学 15
04. 精神与心理认知学 24
05. 诊断技术与实验方法 40
　　05.01　影像技术 40
　　05.02　电生理学 46
　　05.03　动物实验 54
06. 治疗与康复 60
　　06.01　临床与治疗 60
　　06.02　护理与康复 68

附录

英汉索引 75
汉英索引 93

01. 总　　论

01.001　阿尔茨海默病　Alzheimer's disease, AD
多种因素所致慢性、渐进性发展的神经变性疾病。以弥漫性大脑皮质萎缩为特征。临床表现记忆功能、视觉空间关系、语言、抽象思维、学习、计算能力和行为能力下降，性格、人格和精神行为异常，出现严重的认知障碍。主要病理特征是老年斑、神经原纤维缠结、胶质细胞增生的炎症反应、突触功能异常和丢失、神经元变性和死亡、淀粉样血管病变。尸检可见大脑明显萎缩、沟回增宽、脑室扩大和重量减轻。

01.002　散发性阿尔茨海默病　sporadic Alzheimer's disease
没有家族史的阿尔茨海默病。95%～99%的阿尔茨海默病患者没有家族遗传史。与年龄相关，多于60岁或65岁之后发病。

01.003　家族性阿尔茨海默病　familial Alzheimer's disease
有家族史的阿尔茨海默病。1%～5%的阿尔茨海默病患者有家族史。多在60岁之前发病。

01.004　阿尔茨海默病所致轻度认知功能损害　mild cognitive impairment due to Alzheimer's disease
发生在阿尔茨海默病临床前期的一种综合征。是正常老化与早期阿尔茨海默病之间的过渡状态，个体有轻度认知或记忆障碍，但没有痴呆，其病因不能由已知医学或神经、精神状况解释。有相当比例个体可演变为阿尔茨海默病，也是阿尔茨海默病的高危因素。

01.005　痴呆　dementia
由多种脑部疾病（以阿尔茨海默病最常见）所致的症状，通常具有慢性或进行性的、多种高级皮质功能紊乱的综合征。包括记忆、思维、定向、计算、理解、学习能力、语言和判断功能的紊乱。意识是清晰的，常伴有认知功能的损害，偶尔以情绪控制和社会行为或动机的衰退为前驱症状。

01.006　早老性痴呆　presenile dementia
65岁以下（常见于50岁以下）年龄发生的痴呆。影响思维、记忆和认知功能障碍。其症状与一般痴呆类似，但发生更早。

01.007　老年期痴呆　senile dementia
65岁以后发生的痴呆的统称。多由神经变性疾病引起，如阿尔茨海默病、路易体病、帕金森病、额颞叶痴呆、亨廷顿病等。在所有的老年期痴呆中，阿尔茨海默病为其中的一个大病种，占全部老年期痴呆患者总数的60%以上。

01.008　路易体病　Lewy body disease
一类脑内含有路易体的神经变性疾病。包括路易体痴呆、帕金森病和帕金森病伴痴呆。

01.009　路易体痴呆　dementia with Lewy body, DLB
一种神经变性疾病。大脑皮质和脑干区的神经细胞胞质出现路易体，路易体密度与痴呆严重程度相关。临床特征为波动性认知功能障碍、反复发作的幻视和自发性帕金森综合征，男性多于女性，为老年期痴呆第二常见的痴呆疾病。部分阿尔茨海默病患者脑内有路易体。

01.010 路易[小]体 Lewy body
路易体病基本病理特征，神经元胞质内一种透明样变性的同心圆形的嗜伊红性包涵体。由α突触核蛋白错误折叠形成的包涵体及其组成成分，可分布于黑质、迷走神经背核、迈纳特基底前核及海马、脑皮质，常作为路易体病的诊断依据。在帕金森病和阿尔茨海默病患者脑中也可能见到。

01.011 帕金森病 Parkinson disease
又称"震颤麻痹（paralysis agitans）"。一种进展性的中枢神经系统变性疾病。基底节，尤其黑质变性，多巴胺的合成减少，多巴胺与乙酰胆碱的平衡失调，乙酰胆碱的兴奋作用相对增强。主要病理特征是黑质多巴胺能神经元变性死亡和脑干神经元内α突触核蛋白积聚形成路易体。临床表现有锥体外系症状和体征，如静止性震颤、肌强直、面部僵化、姿势和步态异常。部分患者（20%～40%）在病程中出现认知功能损害、神经精神症状和痴呆表现。

01.012 额颞叶痴呆 frontotemporal dementia, FTD
以额前叶和颞叶前部萎缩为主要病变的临床综合征。是引起行为和人格改变及语言障碍的神经变性疾病。多于45～60岁发病。家族性发病较普遍（20%～50%有家族史），多与17号染色体长臂上τ基因突变有关，少数患者与3号和9号染色体基因突变有关。病理学改变可见全脑重量减轻，轴突和髓鞘损害，组织学呈微空泡样改变和皮克小体。

01.013 17号染色体连锁额颞叶痴呆合并相关的帕金森综合征 frontotemporal dementia and Parkinsonism linked to chromosome 17, FTDP-17
额颞叶痴呆的亚型，一种常见染色体显性遗传病。连锁于17号染色体上，发生τ基因突变，伴有帕金森病的额颞叶痴呆。τ基因突变常位于外显子1、9、10、11、12、13及内含子10靠近外显子10的3′端结合点。τ基因突变造成微管功能破坏；τ蛋白聚集和纤维细丝在神经元和胶质细胞胞质内形成τ包涵体，神经元丢失和胶质化反应，以进行性痴呆、帕金森综合征等为主要临床表现。

01.014 亨廷顿病 Huntington disease
常染色体显性遗传的基底节和大脑皮质变性疾病。致病基因位于4号染色体短臂，基因产物为亨廷顿蛋白，其开放阅读框5′端多态性（CAG）$_n$三核苷酸重复序列异常扩增。脑特定区域神经细胞逐渐退化、缺失，星形胶质细胞增生。发病年龄常见于40～60岁。临床表现为运动、认知和情感障碍，舞蹈样不自主动作与进行性痴呆。

01.015 血管性痴呆 vascular dementia
由脑血管疾病所致脑功能障碍引发的痴呆。通常包括记忆力、认知力、情绪与行为等一系列的症状与体征。因颅外大血管或心脏病变间接影响致脑血管供血不足也是重要病因。可分为多发梗死性痴呆、大面积脑梗死性痴呆、宾斯旺格病、特殊部位梗死所致痴呆、出血性痴呆。

01.016 多发梗死性痴呆 multi-infarct dementia
血管性痴呆的一种。在高血压、脑血管硬化症基础上反复多次发生梗死导致全面智力衰退而出现的痴呆。脑内存在梗死区、软化灶，白质缺血或弥漫性白质疏松，多发的皮质或皮质下大脑梗死破坏大脑皮质间的联系，造成高级皮质功能损害。记忆力、判断力、注意力和冲动控制能力受损，可能伴有假性延髓性麻痹、偏瘫、神经反射异常及局部神经功能障碍等。临床呈渐进性、阶梯性加重。

01.017　宾斯旺格病　Binswanger disease
血管性痴呆的一种类型。由高血压引起的深部脑白质微血管病变导致白质疏松和腔隙性脑梗死。

01.018　皮质下梗死伴白质脑病的常染色体显性遗传性脑动脉病　cerebral autosomal dominant arteriopathy with subcortical infarct and leukoencephalopathy, CADASIL
常见的遗传性脑小动脉病。具有常染色体显性遗传特点，致病基因为位于19号染色体上的Notch 3基因。表现为脑白质病、多发性脑梗死和痴呆，可伴有头痛、假性延髓性麻痹和抑郁。功能性磁共振检查可以发现颞极的长T_2信号。电镜检查可以发现微小动脉平滑肌细胞表面出现嗜锇酸物质。

01.019　艾滋病痴呆综合征　acquired immunodeficiency syndrome dementia complex, AIDS dementia complex
由人类免疫缺陷病毒直接感染脑而引起的智力和认知功能障碍。大脑病理检查可发现脑白质疏松，血管周围有淋巴细胞、泡沫状巨噬细胞和多核巨细胞浸润。临床特点为注意力和记忆力受损，手部动作迟缓，步态不稳，尿失禁，表情淡漠，步态困难。15%~20%的患者可伴有痴呆发生。

01.020　唐氏综合征　Down syndrome
又称"21-三体综合征(21-trisomy syndrome)"。由于生殖细胞在减数分裂时，或受精卵在有丝分裂时，21号染色体未分离，致使胚胎体细胞内存在一条额外的21号染色体的先天性智力发育障碍的染色体病。以生长缓慢、脸型异常、智力发育迟缓、认知功能障碍为特征。常伴有先天性心脏病或其他畸形。

01.021　皮质性痴呆　cortical dementia
疾病侵犯了大脑皮质所致的痴呆。特别是额叶、顶叶、颞叶和枕叶，多由皮质神经元变性和萎缩引起认知障碍，如阿尔茨海默病和额颞叶痴呆等。

01.022　皮质下痴呆　subcortical dementia
疾病累及大脑皮质下的结构如基底节、丘脑和脑干等引起的痴呆。常呈淡漠、思维缓慢、运动速度慢、执行功能障碍较突出的病理状态。特别是回忆困难和认知能力轻中度障碍，如多发梗死性痴呆、帕金森病、慢性进行性舞蹈病、肝豆状核变性、进行性核上性麻痹、脊髓小脑变性、正常颅压性脑积水等。

01.023　原发性丘脑性痴呆　primary thalamic dementia
由丘脑病变、神经元丧失和星形细胞增生导致的记忆力下降和认知功能紊乱等痴呆表现的神经变性疾病。

01.024　原发性变性痴呆　primary degenerative dementia
一种具有渐进性衰退特点的痴呆。多见于老年人，与弥漫性脑萎缩的关系密切。

01.025　缠结性痴呆　tangle-only dementia
痴呆的一种类型。病理上缺乏或少见淀粉样斑，但有大量τ蛋白免疫组化染色阳性的神经原纤维缠结。

01.026　酒精性痴呆　alcoholic dementia
又称"酒精性慢性脑症状群""慢性酒精性精神病"。通常为酒精对脑的慢性的直接影响所致痴呆。临床表现为逐渐加重的个性改变，行为失控，嫉妒、猜疑，反应迟钝，工作能力下降，个人卫生、生活习惯、定向力改变，智力尤其是记忆力下降。躯体方面可出现面部毛细血管扩张、欣快状貌、慢性胃炎、震颤或癫痫发作等表现。

02. 脑解剖学

02.001　神经元　neuron
神经系统的主要细胞成分，组成神经系统的基本结构和功能单位。由胞体、树突和轴突组成。在中枢神经系统，其胞体聚集形成脑的灰质或皮质；轴突组成白质。神经系统不同部位的神经元的形态和功能有所不同。

02.002　高尔基Ⅰ型神经元　Golgi type Ⅰ neuron
中枢神经系统内，胞体较大、突起（轴突）较长并离开灰质或皮质的神经元。属投射神经元。

02.003　高尔基Ⅱ型神经元　Golgi type Ⅱ neuron
中枢神经系统内，胞体较小、突起（轴突）较短且不离开灰质或皮质的神经元。属局部环路神经元。

02.004　胆碱能神经元　cholinergic neuron
以乙酰胆碱为神经递质的神经元。

02.005　锥体细胞　pyramidal cell
细胞胞体形似锥体的神经元。位于大脑皮质，大小不一，分层排列。属高尔基Ⅰ型神经元。

02.006　星形神经元　stellate neuron
位于大脑皮质，体积较小。胞体形态呈星形。属高尔基Ⅱ型神经元。

02.007　感觉神经元　sensory neuron
又称"传入神经元（afferent neuron）"。接受体内、外的化学性或物理性刺激，并将信息传向中枢的神经元。

02.008　运动神经元　motor neuron
又称"传出神经元（efferent neuron）"。将神经冲动传递给肌细胞或腺细胞等的神经元。多为多极神经元，可引起运动或分泌活动。

02.009　中间神经元　interneuron
位于中枢神经系统内，处于感觉神经元和运动神经元之间、起协调作用的神经元。

02.010　海马锥体神经元　hippocampal pyramidal neuron
位于大脑颞叶海马结构内的锥体细胞，排列层次少于新皮质的锥体细胞。

02.011　尼氏体　Nissl body
神经元胞体和树突内的嗜碱性颗粒或斑块。由丰富的粗面内质网和其间的游离核糖体构成。

02.012　轴突终末　axonal terminal
神经元轴突的末端。通常膨隆呈纽扣状，与其他神经元或效应器细胞相接触并传递信息。

02.013　轴浆转运　axoplasmic transport
神经元轴突与胞体之间胞质内存在的物质动态输送。包括顺行（胞体流向轴突）和逆行（轴突流向胞体）方向的输送。

02.014　树突树　dendritic tree
一个神经元上树枝状树突的总称。

02.015　树突棘　dendritic spine
位于神经元树突上数量众多的膨隆（棘刺）。与其他神经元轴突末梢形成突触，接收这些神经元发来的信息。

02.016 神经胶质细胞 neuroglial cell
神经系统内除神经元外的重要细胞。数量是神经元的10倍，有不同种类，在神经系统内主要起代谢、支持、保护、营养、免疫、修复、再生等功能。

02.017 星形胶质细胞 astrocyte
中枢神经系统内主要的大胶质细胞。有许多突起呈星状。分为原浆性和纤维性星形胶质细胞。功能复杂，是脑稳态系统的主要成分，参与形成神经元-胶质细胞-血管单位，调节血-脑屏障、中枢神经系统微环境和保护中枢神经系统免受损害。在不同脑区和局部有不同功能。

02.018 少突胶质细胞 oligodendrocyte
属中枢神经系统内的大胶质细胞。多位于白质，其主要功能是伸出若干突起包绕神经元轴突形成一定范围的髓鞘。

02.019 髓鞘 myelin sheath
包裹在某些神经轴突外的、由神经少突胶质细胞的突起（含蛋白质和脂质）组成的管型膜状结构。由髓磷脂构成，是包裹神经轴的脂肪鞘，具有传导神经冲动的功能。其形成完成在20岁左右，在较后阶段，髓磷脂对损伤越来越敏感。

02.020 细胞骨架 cytoskeleton
包括神经元在内的各种细胞质内的细胞器。由微管、微丝和中间丝三种成分构成。起维持神经细胞形态、传输活性物质的作用。

02.021 微管 microtubule
细胞骨架成分。由微管蛋白原丝组成的不分支的中空管状结构。直径约20 nm，在神经纤维中纵向排列，管壁由微管蛋白组成的链状条索集聚而成。参与其组装的蛋白有微管相关蛋白。与细胞支持和运动有关。纺锤体、真核细胞纤毛、中心粒等均系由微管组成的细胞器。

02.022 微丝 microfilament
细胞骨架成分。直径约5 nm，遍布于胞质，由2条肌动蛋白构成的细链装配而成。与细胞形态相关，在细胞贴附、铺展、运动、内吞、细胞分裂等方面起作用。

02.023 中间丝 intermediate filament, IF
又称"中间纤维"。存在于真核细胞中，直径介于微丝和微管之间的细胞骨架纤维。是最稳定的细胞骨架成分，主要起支撑作用。

02.024 神经微丝 neurofilament
神经元内的中间丝。其蛋白由中间丝蛋白家族组成（分6个亚型）。是神经轴突和树突的主要细胞骨架元素，除有支持作用外，还与胞内物质运输有关。

02.025 大脑 cerebrum
脑的一部分。由两侧大脑半球及半球间连合构成的脑组织。覆盖在间脑和中脑的外面，内含侧脑室。是管理身体感觉、运动及实现高级脑功能的最高级神经中枢。

02.026 大脑半球 cerebral hemisphere
源自端脑的大脑。分左右两部分，中间由矢状裂分开，形成两侧大脑半球，各自包括深部的大脑核团和浅表的大脑皮质及相邻的白质。

02.027 小脑 cerebellum
脑的一部分。位于脑桥和延髓的背上方、大脑后部的下方，由两侧的小脑半球和将其连接起来的狭小中间部分所组成的结构。功能涉及对运动的精密调节，也与运动相关的学习记忆有关。

02.028 脑干 brain stem
脑的一部分。位于脊髓和间脑之间，自下而

上由延髓、脑桥、中脑3部分组成,是中枢神经系统的一部分,内含端脑、间脑、小脑与脊髓间的信息通道,具有多方面重要功能。

02.029 前脑 forebrain
神经系统在胚胎三脑泡时期最前部的脑结构,即前脑泡发育而成的结构。其进一步发育成端脑和间脑两部分。

02.030 端脑 telencephalon, endbrain
由前脑的最前端发育而成,包括嗅叶、大脑半球的皮质和皮质下核团(基底神经节)。属于中枢神经系统进化最高级的部分。

02.031 间脑 diencephalon
属于前脑的一部分。位于脑干的头端,为端脑所覆盖。包括背侧丘脑、后丘脑、上丘脑、底丘脑和下丘脑。

02.032 中脑 mesencephalon, midbrain
由神经系统胚胎三脑泡时期的中脑泡发育而成。与其尾侧的脑桥、延髓共同组成脑干;内部结构包括背侧的顶盖(上丘、下丘)、中间的被盖和腹侧面的大脑脚。

02.033 菱脑 rhombencephalon, hindbrain
神经系统胚胎发育三脑泡时期的最尾侧脑泡即菱脑泡发育而成。其进一步分化为后脑和末脑,形成脑桥、小脑和延髓。

02.034 后脑 metencephalon
由菱脑的头端发育而成。进一步形成脑桥和小脑。

02.035 末脑 myelencephalon
由菱脑末端发育的脑结构。形成脑干的延髓。

02.036 大脑皮质 cerebral cortex
又称"大脑皮层"。覆盖大脑半球表层的灰质结构。厚1~4 mm,由大量密集的神经细胞分层排列组成。有明确的功能分区,分别管理感觉、运动、语言、认知等不同神经活动。

02.037 联络皮质 association cortex
大脑皮质功能分区中,除直接与感觉、运动功能相关的皮质外的大部分大脑皮质。对来自感觉运动皮质的信息进一步加工整合,司理各种高级神经活动。

02.038 新皮质 neocortex
种系发生过程中最新发生的皮质部分。具有典型六层细胞排列形态,占据大脑皮质90%以上的区域。包括感觉皮质、运动皮质和绝大部分联络皮质。

02.039 异型皮质 heterotypic cortex, allocortex
细胞层次少于六层的皮质部分。在种系发生中相对古老,主要位于海马和嗅脑部分,属于古、旧皮质。

02.040 古皮质 archicortex
又称"原皮质"。大脑皮质中属于种系进化过程中最古老的部分。归于异型皮质,主要位于海马结构。

02.041 旧皮质 paleocortex
大脑皮质中属于种系进化过程中比古皮质晚、比新皮质早的部分,如嗅皮质。

02.042 大脑叶 cerebral lobe
每侧大脑半球可根据明显的沟、裂分五叶,从外观上可以看到其中四叶,即额叶、顶叶、枕叶、颞叶,另有埋藏于大脑外侧裂深方的岛叶。

02.043 额顶叶岛盖 frontoparietal operculum

覆盖岛叶的大脑外侧沟上壁的额顶叶皮质。包括额下回后部，中央前、后回及缘上回的下端。

02.044　颞叶岛盖　temporal operculum
覆盖岛叶的大脑外侧沟下壁的颞叶皮质。包括颞横回和部分颞上回。

02.045　中央后回　postcentral gyrus
位于大脑半球顶叶前端的纵向脑回。前紧邻中央沟，后邻顶间沟。功能上与躯体感觉运动有关。

02.046　躯体感觉皮质　somatosensory cortex, somatic sensory cortex
位于大脑皮质中央前、后回，特别是中央后回的布罗德曼3、1、2区。主要接受丘脑发来的躯体感觉纤维投射，主管躯体体表的感觉和躯体不同部位的位置、运动感觉。

02.047　中央前回　precentral gyrus
位于大脑半球额叶后端。后紧邻中央沟，前邻中央前沟。属于运动皮质。

02.048　运动皮质　motor cortex
相当于大脑皮质中央前回布罗德曼4区和6区。主要能直接影响头面、颈部、躯干、四肢的随意运动。

02.049　初级运动皮质　primary motor cortex
位于大脑皮质中央前回（布罗德曼4区）。在控制对侧半身随意运动中起关键作用。

02.050　运动前区　premotor area
位于初级运动皮质前下方（布罗德曼6区）。与初级运动皮质一起参与运动控制功能。

02.051　补充运动区　supplementary motor area
靠近大脑皮质中央前回的运动区前方6区的半球内侧面。主要与躯干肌的随意运动控制有关。

02.052　前额皮质　prefrontal cortex
位于额叶前部。包括额上回、额中回和额下回的前部，眶回和额叶内侧面的大部分。功能与情绪控制有关。

02.053　下颞皮质　inferotemporal cortex
下颞皮质是颞叶的下面部分。包括中、下颞回，相应于布罗德曼20区和21区。主要调节视觉分辨能力。

02.054　颞横回　transverse temporal gyrus
大脑颞叶上面邻近外侧裂、由颞横沟分隔的两三个迂曲的脑回部分。相当于布罗德曼41区和42区，属于初级听觉区。

02.055　听皮质　auditory cortex
位于颞横回，相当于布罗德曼41区和42区的皮质区部分。功能上属于初级听觉区。

02.056　颞上回　superior temporal gyrus
位于外侧裂和颞上沟之间的颞叶上部脑回。其后方有感觉性语言区（韦尼克区）的一部分。

02.057　颞平台　temporal plane
位于优势半球（一般为左侧半球）颞叶上面后部，颞横回的后方。与语言功能有关。

02.058　楔叶　cuneus
位于大脑半球枕叶内侧面，介于顶枕裂和距状裂之间。腹侧部有视觉皮质。

02.059　楔前叶　precuneus
位于大脑半球内侧面楔叶与旁中央小叶之间，顶下沟上方，扣带沟后方，顶枕沟前方。属顶叶的内侧部。参与脑的高级功能。

02.060　后顶皮质　posterior parietal cortex

大脑半球外侧面顶叶上部皮质，相当于布罗德曼5区、7区。与整合躯体感觉、语言、注意及记忆功能等高级脑活动有关。

02.061 舌回 lingual gyrus
位于距状沟的下岸。与视觉感知密切相关。属于大脑半球枕叶。

02.062 视皮质 visual cortex
位于大脑半球枕叶后端距状沟两岸楔叶和舌回及相延续的皮质区，相当于布罗德曼17区、18区和19区。属于视觉中枢。

02.063 嗅脑 rhinencephalon
大脑半球古、旧皮质区域，包括嗅球、嗅束、嗅三角、嗅结节、嗅皮质及相邻皮质区。与海马、杏仁核等结构关系密切。属于边缘系统的一部分。

02.064 嗅皮质 olfactory cortex
又称"梨状皮质（piriform cortex）"。相当于海马旁回钩的前半部分。接受嗅球的纤维传入。属于旧皮质。

02.065 边缘叶 limbic lobe
包括扣带回、海马旁回、海马旁回钩等中间皮质的环状大脑皮质结构。位于胼胝体及间脑的边缘。

02.066 边缘系统 limbic system
大脑边缘叶及海马等一系列古、旧皮质，以及相关皮质下结构。包括隔区、杏仁核、丘脑前核、下丘脑等。是调节情感、内脏功能的中枢。

02.067 扣带回 cingulate gyrus
边缘叶的重要组成部分。位于大脑半球内侧面，借胼胝体沟与胼胝体相邻（位于其上方），在胼胝体后方与海马旁回相延续，合称穹隆回。形成边缘系统皮质的一部分。

02.068 海马旁回 parahippocampal gyrus
位于大脑半球颞叶内侧面、侧副沟和海马之间，从胼胝体后端海马的齿状回延伸并借海马裂与之相隔，形成穹隆回下部的结构。

02.069 [海马旁回]钩 uncus of parahippocampal gyrus
海马旁回的前部环绕海马沟前端形成的钩状脑回。其内缘位于中脑外侧，属梨状叶的一部分。

02.070 海马沟 hippocampal sulcus
位于齿状回与海马旁回之间的浅沟。

02.071 侧副沟 collateral sulcus
位于颞叶腹侧部的沟。分隔外侧的梭状回与内侧的海马回、舌回。

02.072 内嗅区 entorhinal area
又称"内嗅皮质（entorhinal cortex）"。大脑半球颞叶海马旁回前部，紧邻海马旁回钩，是外侧嗅区的一部分。属于旧皮质。

02.073 海马结构 hippocampal formation
包括海马、齿状回和属于海马旁回的下托部分。位于大脑半球颞叶内侧面，属于古皮质。

02.074 海马 hippocampus
又称"阿蒙角（Ammon's horn）"。位于侧脑室下角的底部，海马旁回的外侧（以海马沟相隔）。切面上可以进一步分为CA1区、CA2区和CA3区。海马细胞构筑为3层结构，属于古皮质。与学习、记忆有关。

02.075 齿状回 dentate gyrus
位于海马伞和海马旁回之间的部分。因外形呈锯齿状或串珠状而得名。细胞构筑为3层结构，属于古皮质。

02.076 下托 subiculum

属于海马旁回和海马之间的移行部分。古、旧皮质之间的移行区域。

02.077 海马伞 fimbria of hippocampus
从海马槽延续的一束窄细的纤维束。贴附于海马的内侧缘，由海马传出纤维组成。最终形成穹隆。

02.078 穹隆 fornix
由一侧海马锥体细胞发出的纤维，经过海马伞会聚成弓形的纤维束。投射对侧海马、隔区、丘脑前核和乳头体。

02.079 海马萎缩 hippocampal atrophy
已经发育成熟的海马体积缩小和功能减退。主要见于阿尔茨海默病、癫痫和血管病等疾病。

02.080 隔区 septal area
大脑额叶内侧部胼胝体嘴和膝腹侧的皮质。内含隔核，该核团还延伸到透明隔。

02.081 嗅结节 olfactory tubercle
大脑半球底部，内、外侧嗅纹之间的一个小的椭圆形区域。具有异型皮质特性，接受来自嗅球的纤维，传出纤维到下丘脑和丘脑背内核。

02.082 前穿质 anterior perforated substance
位于大脑半球底部的一个区域。许多大脑前、中动脉的小分支（豆纹动脉）穿入大脑深处的部位。前界为嗅三区和内、外侧嗅纹，后界为视束，近似菱形区。

02.083 斜角带 diagonal band
一束从隔区向前脑底部下行的白质纤维束。位于终板的前方，再向后穿过腹侧纹状体与视束平行，到达杏仁核以前消失。

02.084 终纹 terminal stria
连接杏仁核与下丘脑及前脑基底其他部位的致密纤维束。先行于侧脑室颞角的顶部，沿尾状核内缘行于侧脑室体部顶端到达室间孔处，下行到达下丘脑。

02.085 杏仁核 amygdala, amygdaloid nucleus
又称"杏仁[复合]体（amygdaloid complex）"。位于大脑半球颞叶、嗅皮质钩回深方、侧脑室下角前方的神经核团。主要分成2个核群：基底外侧核群和皮质内侧核群。接受来自嗅脑的传入纤维，传出纤维主要到达下丘脑、丘脑背内侧核，与颞叶皮质也有往返纤维联系。调节情绪。

02.086 基底节 basal ganglia
位于大脑半球基底部的一组体积颇大的灰质核团。主要包括尾状核、豆状核及其相关的一些位于其他脑部的细胞群，如底丘脑核和黑质。

02.087 纹状体 corpus striatum
由尾状核和豆状核组成的结构。因其在切面上可看到由披髓纤维形成的束状条纹而得名。与运动控制和多种功能有关。

02.088 尾状核 caudate nucleus
纹状体的一部分。位于大脑半球深处，形长而弯曲，前部相对粗壮，为尾状核头，中部为尾状核体，向后、下弯曲又折向前进入颞叶的窄细部分为尾状核尾。

02.089 豆状核 lentiform nucleus
位于大脑半球白质中央的锥形（底面朝向前外）灰质核团。体积较大。在丘脑和尾状核的腹外侧，借内囊相隔。核团的外侧部分为壳核，内侧部分朝向内后为苍白球。主要与运动控制有关。

02.090 壳核 putamen

纹状体的一部分。位于豆状核最外侧，相对较大，部分灰质穿过内囊与尾状核相续。

02.091　苍白球　globus pallidus
豆状核内侧部分。又通过内髓板分内、外两个节段，基底神经节传出纤维多从苍白球发出。种系发生上较同属豆状核的壳核早。

02.092　底丘脑核　subthalamic nucleus
又称"吕伊斯体（Luys' body）"。双凸面扁圆形，位于丘脑底部、内囊大脑脚部分的背面，接受来自苍白球、丘脑和大脑皮质的纤维。传出纤维主要发向苍白球、黑质网状部。功能与运动控制有关。

02.093　侧脑室　lateral ventricle
位于大脑半球内的腔室。通过室间孔与第三脑室相通，内含脑脊液。

02.094　中央部　central part
侧脑室位于丘脑上方的部分。向前连通侧脑室前角，向后下方延续为下角。

02.095　前角　anterior horn
又称"额角（frontal horn）"。侧脑室延伸进入半球额叶的部分。向后延续到侧脑室中央部。

02.096　后角　posterior horn
又称"枕角（occipital horn）"。侧脑室后方向半球枕叶白质内延伸的部分。向前延续为中央部或下角。

02.097　下角　inferior horn
又称"颞角（temporal horn）"。侧脑室伸入半球颞叶白质的部分。向后上方延续为中央部，向后则延续为后角。

02.098　禽距　calcar avis
又称"禽爪（unguis avis）"。侧脑室后角内侧壁上两个隆起中较低的一个隆起。由枕叶深陷的距状沟决定。

02.099　后角球　bulb of posterior horn
侧脑室下角内侧壁后部的一个圆形隆起。由大脑的枕钳经过所造成。

02.100　侧副隆起　collateral eminence
侧脑室的侧副三角底上的一个纵行隆起。位于海马和禽距之间，由深陷的侧副沟底引起。

02.101　脉络裂　choroid fissure
沿侧脑室内侧壁走行的一条窄隙。边缘由脉络丛附着在侧脑室中央部，其在丘脑上面与穹隆的外缘之间，在下角处则位于终纹和海马伞之间。

02.102　无名质　innominate substance
位于豆状核腹侧前半部的前脑结构。细胞形态多样，其中的大型细胞即迈纳特基底核。

02.103　基底核　basal nuclei
属于基底前脑无名质的一部分。含有大的胆碱能神经元，纤维投射到皮质、杏仁核和丘脑。

02.104　迈纳特基底核　basal nucleus of Meynert
属于无名质内的大型细胞。主要位于苍白球腹侧。同时见于内侧隔区和布罗卡斜角带。这些神经元发出胆碱能神经纤维广泛投射到大脑皮质。

02.105　伏隔核　nucleus accumbens
属于腹侧纹状体。位于尾状核头和壳核相融合的附近，腹侧面被嗅结节覆盖，在纹状体前腹侧呈钩形延伸，弯向侧脑室前角底的下方，再上行到隔区的腹侧半。

02.106　白质　white matter

在中枢神经系统，有髓神经纤维聚集的部位。因髓鞘内含髓磷脂，在新鲜标本中呈白色，故名。

02.107　髓质　medulla
分布在大脑和小脑深面的白质。

02.108　连合纤维　commissural fiber
联系左右两侧大脑半球或脊髓的神经纤维束的总称。联系大脑新皮质之间的主要是胼胝体和前连合，联系古皮质之间的主要是海马连合。

02.109　投射纤维　projection fiber
联系大脑皮质和皮质下不同结构（包括纹状体、丘脑、脑干和脊髓）神经纤维束的总称。新皮质与皮质下结构之间的这种纤维主要经过内囊。

02.110　联络纤维　association fiber
联系同侧半球不同皮质区域或同侧脊髓不同节段的纤维。在大脑有上、下纵束和钩束等。

02.111　上纵束　superior longitudinal fasciculus
大脑半球的联络纤维束。联系半球额叶、枕叶和颞叶。

02.112　下纵束　inferior longitudinal fasciculus
大脑半球内前后贯穿枕叶、颞叶全长的联络纤维束。

02.113　钩束　uncinate fasciculus
将半球额叶和颞叶联系起来的联络纤维束。从额叶转弯向下经外侧裂深方，向外呈扇形分布到颞上、中回的前部。

02.114　扣带　cingulum
纵行于扣带回白质内的纤维束。从前穿质经胼胝体上方绕其压部到达海马旁回白质，主要由丘脑前核投射到扣带回和海马旁回的纤维组成。

02.115　额枕束　frontooccipital fasciculus
大脑半球白质中行于额叶与枕叶间的联络纤维束。

02.116　胼胝体　corpus callosum
大脑新皮质的巨大连合纤维束。联系两侧大脑新皮质。

02.117　最外囊　extreme capsule
大脑半球内分隔岛叶皮质与屏状核的白质部分。主要由出入岛叶皮质的纤维组成。

02.118　外囊　external capsule
大脑半球内分隔屏状核与纹状体或豆状核的白质结构。在纹状体两端加入内囊。

02.119　内囊　internal capsule
大脑内分割尾状核和丘脑（偏内侧）及尾状核和豆状核（偏外侧）的巨大白质纤维束。主要由出入同侧新皮质的上、下行投射纤维组成。大脑皮质与脑干、脊髓联系的最主要通路。水平切面上，内囊呈向外开放的"V"形，"V"形的尖端部位称"膝（genu）"，其前、后延伸部位分别称"前肢（crus anterior）"和"后肢（crus posterior）"。

02.120　辐射冠　radiate crown
从内囊向头端联系大脑皮质各叶的白质纤维束，纤维呈扇形放射至大脑皮质。

02.121　前连合　anterior commissure
在第三脑室前端、左右大脑半球在中线交叉的连合纤维束。联系两侧大脑旧皮质。

02.122　上丘脑　epithalamus
丘脑背内侧部的一个小的区域。由松果体、

缰连合、缰三角及其相关结构（髓纹）和后连合组成。

02.123　缰核　habenular nucleus
上丘脑的一部分。丘脑背内侧部、髓纹后端深方的一群细胞。接受髓纹纤维的投入。通过缰核脚间束投射到中脑脚间核与其他一些中脑被盖核团。

02.124　髓纹　stria medullaris
丘脑带深面的纤维束。其纤维主要来自隔核、视前区、丘脑前核和苍白球等部位，终止于同侧缰核。

02.125　松果体　pineal body
形似松果、小而扁平的不成对小体。在缰连合后方附着，在胼胝体压部下方。组织为腺性结构（上皮细胞），分泌褪黑素，与调节昼夜节律有关。

02.126　垂体　hypophysis, pituitary gland
位于蝶鞍垂体窝内的一个内分泌器官。借漏斗连于下丘脑，呈椭圆形，上被坚韧的硬脑膜。分为腺垂体和神经垂体两部分。

02.127　下丘脑　hypothalamus
位于丘脑腹侧的脑组织。被第三脑室分成左、右两半，内侧面借下丘脑沟和丘脑分界，底面外露，自视交叉向后为灰结节、正中隆起、漏斗和乳头体，是调控内脏活动、内分泌功能和情绪、行为等的中枢。

02.128　内侧前脑束　medial forebrain bundle
通过下丘脑外侧区，脑边缘系统诸结构联系中脑部的纤维束。是脑边缘系统联系脑干的往返纤维。

02.129　未定带　zona incerta
底丘脑附近的一个扁、斜的灰质地带。位于丘脑束（福雷尔被盖 H1 区）和豆核束（福雷尔被盖 H2 区）之间，向外与丘脑网状核延续。纤维联系广泛，功能上与内脏活动和疼痛等有关。

02.130　丘脑　thalamus
又称"背侧丘脑（dorsal thalamus）"。位于第三脑室的两侧，是间脑的最大组成部分。呈前后径长的椭圆形，借丘脑间黏合相连，由多个核团组装而成，为全身感觉信息（除视、听觉外）向大脑皮质传递的集中中继站。

02.131　丘脑网状核　thalamic reticular nucleus
覆盖丘脑外侧、腹侧和嘴侧表面的片状核团。借外髓板与丘脑相隔。核团接受来自大脑皮质的许多纤维而没有向皮质投射。主要调节丘脑的活动。

02.132　丘脑前核群　anterior nuclear group of thalamus
丘脑前部三群神经细胞的集合体。包括相对较大的腹前核、内前核和较小的背前核。接受乳头丘脑束和穹隆的纤维，发出纤维至皮质扣带回和海马旁回。

02.133　丘脑内侧核群　medial nuclear group of thalamus
位于内髓板与中线核群之间的核群。包括内侧背核、中间背核、连结核和带旁核，向前伸达前腹侧核，后方接中央中核和束旁核。

02.134　丘脑外侧核群　lateral nuclear group of thalamus
丘脑中最大的核团群。位于内髓板外侧，分上、下（背腹）两层，上层从前向后有外侧背核、外侧后核和枕核；腹侧层也有三个核团，即丘脑腹前核、丘脑腹外侧核和丘脑腹后核。

02.135　板内核群　intralaminar nuclear of

thalamus
埋藏于丘脑内髓板内的若干细胞核团群。包括中央外侧核、旁中央核，以及处于尾端、大一点的中央中核和较小的束旁核。起脑干网状结构调节大脑皮质活动并参与整合感觉运动的作用。

02.136　丘脑腹侧核　ventral nucleus of thalamus
外侧核群内位于腹侧的细胞群。包括丘脑腹前核、丘脑腹外侧核和丘脑腹后核三个核团。

02.137　丘脑腹前核　ventral anterior nucleus of thalamus
丘脑腹侧核最前端的亚核。接受苍白球的投射。发出纤维到运动前皮质和额叶其他部位皮质。

02.138　丘脑腹外侧核　ventral lateral nucleus of thalamus
又称"丘脑腹中间核（ventral intermediate nucleus of thalamus）"。属于丘脑腹侧群核团。组成丘脑腹侧核的中三分之一。接受基底神经节和小脑发来的纤维，但二者终止部位有所不同；几乎所有发出的纤维都投射到运动和运动前皮质。

02.139　丘脑腹后核　ventral posterior nucleus of thalamus
丘脑腹侧核后部的一个大的亚核。接受来自主管躯体感觉的丘系纤维（内侧丘系、脊髓丘脑束和三叉丘系）及上行的、司味觉的丘系纤维；接替后，核团发出投射经内囊到中央后回皮质。核团内细胞功能呈躯体定位形式排列，又能分为丘脑腹后外侧核（主管下肢感觉）、丘脑腹后中间核（主管上肢感觉）、丘脑腹后内侧核（主管面部感觉）和丘脑弓状核（接受传递味觉的丘系纤维）。

02.140　后丘脑　metathalamus
丘脑腹侧最尾端的部分。由内、外侧膝状体组成。

02.141　内侧膝状体　medial geniculate body
丘脑后下部位一对隆起的细胞核团中位于内侧的一个细胞核团。听觉传导通路中向大脑皮质输送听信息的最后一站。接受来自下丘臂的传入纤维，发出纤维形成听放射投射到大脑皮质颞上回的初级听觉皮质。

02.142　外侧膝状体　lateral geniculate body
丘脑后下部位一对隆起的细胞核团中位于外侧的一个细胞核团。其主体部分（位于背侧）是从网膜到皮质的视觉传导通路上的重要核团。接受来自视束的纤维，发出纤维形成膝距束至枕叶的视觉初级皮质。

02.143　蓝斑　locus ceruleus
位于菱形窝最前端外侧、靠近大脑导水管的深陷部（第四脑室外侧壁上一小块地方），由 20 000 个含有黑色素的去甲肾上腺素能神经元组成。新鲜脑上呈暗蓝色，神经元分支众多，分布广泛，遍布大脑皮质、小脑和下丘脑。

02.144　黑质　substantia nigra
位于中脑腹侧、大脑脚底背侧的细胞团块。其背侧部（致密部）细胞相对密集，含有黑色素，属多巴胺能；腹侧部（网状部）细胞相对分散；致密部神经元投射到纹状体（尾状核和壳）；网状部神经元主要投射到丘脑腹侧核头端、上丘中间层、中脑网状结构。

02.145　腹侧被盖区　ventral tegmental area
位于中脑黑质内侧、接近中线的一对细胞团。为多巴胺能神经元，发出投射纤维主要到达边缘皮质，组成所谓的"中脑皮质边缘系统"。参与调节动机、奖赏和适应行为。

02.146 中缝核 raphe nuclei
沿中脑和菱脑被盖中缝排列的许多不成对神经元的总称。包括中央被盖上核、中缝背核、中缝桥核、中缝大核、中缝苍白核和中缝隐核。核团主要以5-羟色胺为神经递质；发出纤维广泛投射到下丘脑、隔、海马和扣带回，也下行投射到脑干、小脑和脊髓。

02.147 脑干网状结构 brain stem reticular formation
脑干内广泛分布、细胞与纤维交错排列区域的总称。属于神经系统中发生上比较古老的中枢部位。实际上，网状结构中细胞排列多有序，有交叉或不交叉的上、下行投射纤维，涉及广泛的躯体和内脏活动调节功能；结构中包含5-羟色胺能、乙酰胆碱能、肾上腺素能、去甲肾上腺素能和多巴胺能神经元的不同群体，具有明确的不同功能。

02.148 硬脑膜 cerebral dura mater
在颅内包绕大脑最外层、质地坚韧的纤维性厚膜。其外层与颅骨骨膜相粘连，内层在某些特定部位互相融合或形成硬脑膜窦。

02.149 大脑镰 cerebral falx
硬脑膜内层融合并折入左右大脑半球之间（大脑正中裂）的镰刀状硬膜隔。前端贴附于筛骨鸡冠，后端附着于小脑幕上缘。

02.150 小脑幕 tentorium of cerebellum
硬脑膜内层融合并覆盖颅后窝部分的硬膜隔。前内侧游离，形成切迹，供中脑经过；中间附着于大脑镰，分隔小脑与大脑枕、颞叶。

02.151 软膜 pia mater
薄层、富含血管、紧贴中枢神经系统表面的纤维膜。包括软脑膜和软脊膜，分别覆盖脑和脊髓。

02.152 蛛网膜 arachnoidea, arachnoid mater
脑、脊髓表面三层被膜的中层膜。是薄而半透明的结缔组织膜，无血管，有小梁与软膜相连。

02.153 脉络组织 tela choroidea
由覆盖室管膜顶（第三及第四脑室）或侧脑室内侧壁上的软膜反折形成的组织结构。包绕蛛网膜小梁，富含血管，突入脑室腔内。

02.154 血–脑屏障 blood-brain barrier, BBB
由脑毛细血管内皮细胞、基膜和星形胶质细胞终足构成的一种对脑的保护屏障。是中枢神经系统正常功能所必需，因它限制大多数化合物从血液到脑。在一些神经病变条件下，其完整性损害和进行性丢失，可造成对神经元及其他脑细胞的损害。

02.155 血–脑脊液屏障 blood-cerebrospinal fluid barrier
血浆与脑脊液之间特殊结构形成的屏障。脑组织脉络丛内的毛细血管内皮细胞紧密相连，内皮细胞之间无间隙，且毛细血管外表面几乎均为星形胶质细胞包围，这样形成的屏障能阻碍许多大分子、水溶性或解离型药物通过，只有脂溶性高的药物才能以简单扩散的方式通过血–脑屏障。

02.156 蛛网膜下池 subarachnoid cistern
颅内蛛网膜下腔在脑表面凹陷处扩延形成的腔隙部分。因位置不同有不同命名，如小脑延髓池、脚间池等。

02.157 脑室周围器 circumventricular organ, CVO
在脑底或接近脑底的一些脑组织中缺乏其他脑部所有的血–脑屏障结构的总称。该处脑组织易于感知血液内成分的变化。包括连合下器、穹隆下器、终板血管器和最后区等。

02.158 连合下器 subcommissural organ
位于大脑后连合下方的大脑导水管内的显微镜下结构。由柱状纤毛上皮组成，有神经分泌功能。

02.159 穹隆下器 subfornical organ
位于室间孔附近的脑组织内，含有神经元、胶质细胞和穿行的毛细血管丛。由扁平室管上皮覆盖，与下丘脑神经联系广泛，调节身体体液平衡和饮水功能。

02.160 终板血管器 organum vasculosum of lamina terminalis
脑内室周器官之一。是位于视交叉和前连合之间终板内的神经核团。该核团的血管缺乏血–脑屏障，故其神经元直接对血液内因子起反应，主要调节血液渗透压。

02.161 最后区 area postrema
位于第四脑室底部尾端的成对结构。缺乏血–脑屏障，属于化学感受区域，如血液内出现不良物质，可触发此处出现呕吐反应。

03. 分子生物学与病理学

03.001 淀粉样前体蛋白 amyloid precursor protein, APP
Ⅰ型跨膜蛋白，产生β淀粉样蛋白的前体蛋白。分子量 110～135 kDa，由单个基因编码，基因定位于 21 号染色体，包含 19 个外显子：外显子 1～13、13a、14～18。N 端 17 个氨基酸残基组成信号肽、一个胞外结构域、一个跨膜螺旋区、一个短的胞内区；经不同基因剪接方式可产生含 695 个、751 个、776 个氨基酸残基的跨膜糖蛋白。在体内各种组织中广泛存在，一般在脑突触中丰度很高。调节神经细胞发育、轴突生长、突触形成、神经可塑性和细胞黏性。

03.002 β淀粉样蛋白 amyloid β-protein, Aβ
编码序列位于淀粉样前体蛋白第 16、17 个外显子，由β分泌酶和γ分泌酶通过对淀粉样前体蛋白的剪切，产生 39～43 个氨基酸的多肽。其中 Aβ$_{1-42}$ 比 Aβ$_{1-40}$ 更容易形成 Aβ 寡聚体，是阿尔茨海默病老年斑的组成物质。

03.003 α分泌酶 α-secretase
对淀粉样前体蛋白特定部位进行剪切的一组酶。其可在淀粉样前体蛋白的 687 位点剪切，释放出可溶性片段 SAPPα，同时产生具 83 个氨基酸的羧基端 C83 片段。当这种酶在此位点处裂解淀粉样前体蛋白时，β淀粉样蛋白则不生成，此途径为非淀粉样蛋白代谢途径。

03.004 β分泌酶 β-secretase
对淀粉样前体蛋白特定部位进行剪切的一组酶。是淀粉样蛋白代谢途径的关键酶。由 501 个氨基酸残基组成。包括信号肽、前导肽、天冬氨酸蛋白酶活性结构域（DTG 和 DSG）、跨膜区和双亮氨酸结构域。在淀粉样前体蛋白 670 位甲硫氨酸和 671 位天冬氨酸位点切开，可生成β淀粉样蛋白的 N 端。

03.005 γ分泌酶 γ-secretase
对淀粉样前体蛋白特定部位进行剪切的一组酶。是淀粉样蛋白代谢途径的关键酶。继β分泌酶在淀粉样前体蛋白的胞外区切开，释放出可溶性淀粉样前体蛋白β和 99 个氨基酸的羧基端 C99 片段之后，γ分泌酶在膜双分子层内切开 C99 生成β淀粉样蛋白。

03.006 胰岛素降解酶 insulin-degrading enzyme, IDE

一种降解胰岛素的蛋白酶。属于高度保守的 Zn^{2+} 基质金属蛋白酶，在组织和亚细胞水平广泛表达。有降解脑内 β 淀粉样蛋白的活性及降解具有淀粉样生物活性短肽如胰高血糖素、心房钠尿肽和胰淀素等作用。阿尔茨海默病患者具高胰高血糖素血症和脑内胰岛素降解酶表达减少。

03.007 突触核蛋白 synuclein

广泛分布于中枢神经系统突触前成分内的小分子蛋白家族。生理功能可能与突触的发育及可塑性有关。在脑内高表达，有 α、β 和 γ 亚型。α 亚型由 140 个氨基酸残基组成，编码基因位于染色体 4q21.3—q22，与帕金森病等相关。

03.008 载脂蛋白 E apolipoprotein E, ApoE

富含精氨酸的碱性蛋白。参与脂蛋白转化与代谢过程。在脑内主要由星形细胞和小胶质细胞合成，由 299 个氨基酸组成，编码基因位于染色体 19q13.2。有 3 种等位基因变异体：ApoE2、ApoE3 和 ApoE4，可产生 6 种基因型，其氨基酸序列的 112 和 158 位两种氨基酸残基即精氨酸（Arg）和半胱氨酸（Cys）的交换决定异构体种类。ApoE4 等位基因会增加人类脑内的 β 淀粉样蛋白负荷，是阿尔茨海默病发生的遗传危险因子，但其本身并非致病基因。

03.009 早老蛋白 presenilin, PS

一种整合膜蛋白。γ 分泌酶复合物基础成分，催化膜蛋白如 Notch 受体和淀粉样前体蛋白的裂解。其基因突变导致早老性阿尔茨海默病发生，常在 60 岁前发病。

03.010 早老蛋白 1 presenilin-1, PSEN1, PS1

一种含有 467 个氨基酸的整合膜蛋白。编码基因位于 14 号染色体。其同型二聚体 γ 分泌酶复合物组成成分可催化膜蛋白如 Notch 受体和淀粉样前体蛋白的裂解。突变可导致 β 淀粉样蛋白产生增加而发生早老性阿尔茨海默病，可在 30 岁前发病。

03.011 早老蛋白 2 presenilin-2, PSEN2, PS2

一种高尔基体和内质网的整合膜蛋白。编码基因位于染色体 1q31—q32，编码 448 个氨基酸的蛋白，与早老蛋白 1 高度同源。其同型二聚体 γ 分泌酶复合物组成成分可催化膜蛋白如 Notch 受体和淀粉样前体蛋白的裂解。突变可导致早老性阿尔茨海默病，可在 30 岁前发病。

03.012 α₂ 巨球蛋白 $α_2$-macroglobulin, $α_2$M

高分子量血浆糖蛋白。编码基因位于染色体 12p12—p13，可调节淀粉样蛋白降解，具有多种活性，在神经损伤后的修复中起作用。可在神经炎斑内出现，与 β 淀粉样蛋白有较高亲和力，其基因突变可减弱对 β 淀粉样蛋白的清除能力，与 ApoE4 等位基因共同存在可导致阿尔茨海默病的发病风险升高。

03.013 寡聚体 oligomer

一种由数量较少的单体以共价键重复连接而成的短多聚体。常为氨基酸、糖类、核苷酸的短多聚体。生物分子的单体以不同结合方式构成各种各样的多聚体，组成寡聚体的单体数目一般在 20 个以下，常为 2～10 个。

03.014 Aβ 寡聚体 Aβ-oligomer

由淀粉样前体蛋白经过酶解加工后生成的一种构象特异的空间结构。在 β 分泌酶和 γ 分泌酶剪切淀粉样前体蛋白形成 β 淀粉样蛋白单体后，依照聚合程度不同，可组成从 2～8 聚体至 20～40 聚体的寡聚体，然后可转变为规则的折叠结构，进而组装成淀粉样纤维。

03.015 淀粉样变 amyloidosis

在机体某器官或某些组织中出现不溶性淀粉样蛋白质浸润的现象。其病因各异，如家族性淀粉样变、遗传性神经病性淀粉样变、免疫细胞衍生性淀粉样变、反应性全身性淀粉样变等。

03.016　血清淀粉样蛋白 P 组分　serum amyloid P component

一种小的非纤维状的糖蛋白。为五角形结构。是许多基底膜的组成成分。常在血清和多数淀粉样沉积物中出现。能调节免疫反应，抑制弹性蛋白酶，是肝脏损伤的标志。

03.017　淀粉样蛋白衍化的弥散性配体　amyloid-derived diffusible legend, ADDL

极小的可溶性聚集蛋白。由 10~20 个甚至更多β淀粉样蛋白构成的球形寡聚体。电镜下呈直径约 5 nm 的近似球形的结构，球形结构进一步聚集而呈细丝状连接的串珠样结构，逐步形成原纤维。选择性损伤海马 CA1 区和内嗅皮质，能抑制长时程增强（LTP）。常在阿尔茨海默病患者脑中出现。

03.018　淀粉样前体蛋白基因突变　amyloid precursor protein mutation

淀粉样前体蛋白的编码基因发生的突变。可导致早发性家族性阿尔茨海默病发生，为常染色体显性遗传。突变可影响特定分泌酶活性而产生过量 β 淀粉样蛋白。增强β分泌酶酶解的突变基因位点：*APP* 695 位瑞典家族性变异型，*APP* 642 位 Val/Ile 或 Phe/Gly 的伦敦家族性变异型；*APP* 716 位佛罗里达家族性变异型。增强 γ 分泌酶酶解的突变基因位点：*APP* 723 位澳大利亚家族变异型。抑制α分泌酶活性的突变基因位点：*APP* 612 位佛兰德家族性变异型。

03.019　神经炎　neuritis

周围神经或脑神经的炎症。

03.020　神经营养因子　neurotrophic factor, NTF

一类由神经元、神经胶质细胞及神经支配靶组织产生的能对中枢和外周神经发挥营养作用的蛋白质。其分子量较大，不能透过血-脑屏障，且半衰期短。目前已知有 20 余种：神经生长因子、脑源性神经营养因子、胶质细胞源性神经营养因子、睫状神经营养因子、碱性成纤维细胞生长因子、胰岛素样神经生长因子、神经营养因子-3/4/5 和白血病抑制因子等。

03.021　α-氨基-3-羟基-5-甲基-4-异噁唑受体　α-amino-3-hydroxy-5-methyl-4-isoxazolepropionic acid receptor, AMPAR

离子型谷氨酸受体的一个亚型。是谷氨酸在突触后膜上的特异性激动剂，与 α-氨基-3-羟基-5-甲基-4-异噁唑高度亲和，在中枢神经系统内介导快速兴奋性突触递质传递，在膜上的含量高度可变，与突触的活性有关。

03.022　*N*-甲基-D-天[门]冬氨酸受体　*N*-methyl-D-aspartate receptor, NMDAR

离子型谷氨酸受体的一个亚型。可与 *N*-甲基-D-天冬氨酸特异性相结合。由 NMDAR1 和 NMDAR2 亚单元组成。参与兴奋性神经递质活动，在兴奋性毒性和神经元的可塑性活动中发挥作用。

03.023　突触后致密区　postsynaptic density, PSD

在突触后膜胞质面聚集的一层均匀而致密的物质。细胞支架特化结构。由谷氨酸受体、支架分子（PSD95、PSD93）和其他蛋白质组成。见于中枢神经系统所有轴突-树突的突触后膜上。是神经信息传递的重要结构基础，参与突触后信号转导的调节和整合，在学习、记忆和突触可塑性等生理过程中有重要作用。

03.024 突触后致密区 95 postsynaptic density-95, PSD-95

谷氨酸能突触后膜致密区中的一种核心支架蛋白。富含脯氨酸，属于膜相关鸟苷酸激酶家族的一员，其结构包含 3 个 PDZ 区（不同膜蛋白具有不同的结构），1 个 SH3 区或 ww 基序（2 个保守的色氨酸残基）和 1 个同源的鸟苷酸（GGK）区。通过不同结构域与其他蛋白相互作用，能联合 N-甲基-D-天冬氨酸受体及其信号通路中相关蛋白分子，在维持突触正常功能和可塑性，介导和整合 N-甲基-D-天冬氨酸受体、谷氨酸受体的信号和信号转导中具关键作用。

03.025 突触后致密区 93 postsynaptic density-93, PSD-93

谷氨酸能突触后膜致密区的一种支架蛋白。属于膜相关鸟苷酸激酶家族中的一员，存在 6 个不同的 N 端亚型。协调信号通路，以维持并调控突触传递的多样性。

03.026 14-3-3 蛋白 14-3-3 protein

一个包含多种真核细胞信号转导接头蛋白的大家族。脑组织中含量丰富。哺乳动物主要包括 7 个亚型，分子量约 30 kDa，磷酸丝氨酸和磷酸苏氨酸结合蛋白。参与重要的细胞生命过程，包括信号转导、细胞周期调控、凋亡和细胞应激反应。与其他信号转导蛋白相互作用，并影响其酶活性的变化和亚细胞定位。名称源自蛋白质原始分馏模式中使用的数字标号。

03.027 泛素蛋白 ubiquitin

一种高度保守的热稳定小分子蛋白。含 76 个氨基酸残基，分子量约 8.5 kDa，最初从牛胸腺分离。广泛存在于真核细胞中，并因此而得名。通过一系列复杂步骤的活化，形成异肽键结合到细胞内特定蛋白质的赖氨酸残基。这些泛素化的蛋白质可被蛋白酶体识别并降解，或运输到细胞内特定结构，可作为细胞内蛋白质运输和降解的一个标记。与细胞周期调控、细胞凋亡、细胞代谢和清除细胞内残余物有关。

03.028 小分子泛素相关修饰物蛋白 small ubiquitin-related modifier protein, SUMO

一类分子量 12~20 kDa 的结构相关蛋白。以类似于泛素的方式共价修饰特异性蛋白。蛋白质翻译后修饰因子。在哺乳动物中已发现 4 个成员：SUMO1~4。

03.029 τ 蛋白 tau protein, τ protein

一种低分子量微管相关蛋白。编码基因位于 17 号染色体，长度约 100 kb。对 τ 外显子 2、3、10 选择性剪接可生成 6 种亚型，分别由 352、381、383、410、412 和 441 个氨基酸残基组成。主要分布于轴突。具有诱导与促进微管蛋白聚合成微管，防止微管解聚，维持微管功能稳定的作用。

03.030 神经原纤维缠结 neurofibrillary tangle, NFT

神经细胞内由过度磷酸化的 τ 蛋白错误折叠形成的纤维聚集体的异常结构。由双股螺旋细丝组成。正常人脑组织中数量较少，阿尔茨海默病患者脑神经元中大量出现，主要成分有泛素蛋白、神经中间纤维、肌动蛋白和 τ 蛋白等。

03.031 双股螺旋细丝 paired helix filament, PHF

组成神经原纤维缠结的主要结构。直径 10~15 nm 的微丝，每隔 80 nm 有相互交叉点，由 2 条直径 14~18 nm 的螺旋丝相互逆时针缠绕而成。主要成分为异常磷酸化的微管相关蛋白 τ 蛋白和泛素蛋白。

03.032 神经毡 neuropil

由神经胶质突起、细小的神经纤维、突触终

端、轴突和树突组成，散布于中枢神经系统的大脑灰质神经细胞。

03.033 神经毡细丝　neuropil thread, NT
主要位于树突远端并伴有神经原纤维缠结和老年斑的异常结构。内含卷曲神经原纤维和营养不良轴索，由直纤维细丝和双股螺旋细丝组成。免疫组化可见表达 τ 蛋白和泛素蛋白，为阿尔茨海默病的病理特征。

03.034 钙蛋白酶　calpain
一类钙依赖性的高度保守的蛋白水解酶。是细胞内信号转导级联反应和钙激活的神经蛋白酶。广泛存在于全身各脏器组织中。参与细胞骨架蛋白重整、细胞转化和迁移。与阿尔茨海默病及癌症有一定关系。

03.035 神经变性　neural degeneration
神经系统的结构和功能障碍。表现为细胞或细胞间质内出现异常物质或正常物质（如蛋白质、脂质、糖类）的异常堆积，失去脑内稳态平衡，晚期有反应性星形胶质细胞增生，髓鞘与轴突丢失，加剧神经元损伤甚至死亡。呈慢性进行性病程，伴相应的神经、精神功能障碍。常见于运动障碍性疾病，如帕金森病、遗传性共济失调、脊髓变性疾病、运动神经元病及阿尔茨海默病等。

03.036 呆蛋白　nicastrin
一种穿膜的糖蛋白。以一个意大利村庄 Nicastro 命名，因为该村庄的一组村民是早年研究阿尔茨海默病的对象。其结构与功能均与 γ 分泌酶复合体相关，参与淀粉样前体蛋白的加工。

03.037 神经连接蛋白　neurexin
神经细胞表面蛋白，突触的组分。负责组织突触后膜兴奋性和抑制性的突触细胞支持或粘连分子。可与突触前膜的穿膜蛋白 β 轴突蛋白结合，通过对突触前神经元和突触后神经

元的调节，保持神经的正常连接功能。其基因的缺陷可能导致自闭症。

03.038 神经细胞黏附分子　neuronal cell adhesion molecule, NCAM
免疫球蛋白超家族的成员。在神经系统发育、神经元迁移和分化、促进接触、细胞间连接的形成及成熟神经元结构维持中具有重要作用。参与学习记忆过程。

03.039 谷氨酸盐　glutamate
一种涉及学习和记忆功能的神经递质。谷氨酸衍生物。含有酸、盐、酯等结构。脱羧后的产物是神经递质 γ-氨基丁酸的抑制剂。

03.040 神经递质　neurotransmitter
在化学突触传递中担当信使的特定化学物质。由突触前膜释放，传递给神经末梢与效应器，发挥靶效应。中枢神经系统内的递质可分乙酰胆碱、单胺类、氨基酸类和肽类。

03.041 神经调质　neuromodulator
多为神经肽类。可为神经细胞、胶质细胞或其他分化细胞所释放，对主递质起调制作用。在神经元合成前体，经酶解的神经肽释放后不能被重新吸收，对靶细胞作用慢但持久，影响面广泛。

03.042 突触蛋白　synapsin
突触囊泡相关蛋白家族。涉及神经递质释放的短期调节。家族的主要成员突触蛋白 I 连接突触小泡与突触前神经末端的肌动蛋白纤维，由其可逆性磷酸化调节。分 I、II、III 型。神经组织中含量丰富。

03.043 突触生长蛋白　synaptophysin
神经元突触前膜囊泡和神经内分泌细胞上的膜整合糖蛋白。分子量约 38 kDa，包括 4 个跨膜区，编码基因位于 X 染色体，在进化过程中具有高度保守性。参与突触囊泡的导

入、转运和神经递质的释放、突触囊泡再循环和突触发生。可用作神经内分泌分化的免疫细胞化学标志物。

03.044　正常压力脑积水　normal-pressure hydrocephalus
多余的脑脊液积聚在大脑脑室内致脑室逐渐扩大，而颅内压正常的一种大脑功能紊乱。临床呈三联征：进行性缓慢步态、神经精神功能障碍及括约肌功能障碍。

03.045　朊病毒　prion
一类亚病毒，不含核酸分子而只有蛋白质分子构成的病原体。可引起同种或异种蛋白质构象改变，从而具有致病性和感染性。能引起牛海绵状脑病（疯牛病）等哺乳动物中枢神经系统疾病。

03.046　朊病毒病　prion disease
由朊病毒导致的具有感染性的中枢神经系统变性病。表现为遗传性、感染性或散发性。如克罗伊茨费尔特-雅各布病等。

03.047　克罗伊茨费尔特-雅各布病　Creutzfeldt-Jakob disease
又称"皮质-纹状体-脊髓变性（cortex striatal-spinal degeneration）"。由朊病毒构象异常改变而导致的疾病。病理改变特点为以脑皮质为主的海绵样改变、星形胶质细胞增生和神经元减少，可见淀粉样斑块异常沉积。散发性占90%，家族性占10%，任何年龄均可发病。临床以迅速进展的智力障碍、共济失调、肌阵挛、视力障碍、锥体系及锥体外系受损体征为特征。脑电图表现为周期性3相波发放。

03.048　格斯特曼综合征　Gerstmann syndrome
又称"格-施综合征（Gerstmann-Sträussler syndrome, GSS）"。常染色体显性遗传的朊病毒病。以慢性进行性小脑共济失调、构音障碍、痉挛性截瘫和痴呆为主要临床表现。

03.049　淀粉样斑　amyloid plaque
由β淀粉样蛋白异常沉积于脑神经元外构成的斑块结构。出现在大脑皮质，多见于阿尔茨海默病。

03.050　老年斑　senile plaque
在大脑皮质和海马区的细胞外形成的淀粉样蛋白沉积的斑块。退变的神经轴突围绕淀粉样物质，形成直径50～200 μm的球形结构，周边有炎性蛋白沉积。是阿尔茨海默病患者脑中特征性病变之一。

03.051　弥散斑　diffuse plaque
老年斑的一种类型。β淀粉样蛋白肽段构成的淀粉样物质在细胞外局部聚集形成。边界不清。

03.052　终末斑　end-stage plaque
又称"燃尽斑"。老年斑的一种。体积较小，由淀粉样物质聚集成致密中心的斑。周围为疏松淀粉样蛋白。见于阿尔茨海默病。

03.053　原始斑　primitive plaque
细胞外淀粉样和前淀粉样物质局部聚集形成，直径60～120 μm，β淀粉样蛋白肽段免疫组化染色呈阳性的病理结构。见于阿尔茨海默病。

03.054　神经炎斑　neuritic plaque
又称"轴索斑"。淀粉样物质围绕变性的轴索。由淀粉样蛋白及过度磷酸化形成的双股螺旋丝样蛋白物质沉积于神经元周围而形成。

03.055　花样斑　florid plaque
单个中心淀粉样沉积伴有放射状的淀粉样小刺。周围围绕一圈海绵样改变。是变异型克罗伊茨费尔特-雅各布病的病理特点之一。

03.056　库鲁斑　Kuru plaque
一种单中心斑。由淀粉样物质中心和放射状小刺形成球形沉积的淀粉样斑块。过碘酸希夫（PAS）染色阳性。多见于库鲁病患者的小脑。

03.057　小动脉硬化　arteriolosclerosis
小动脉玻璃样变的病理状态。中层平滑肌细胞断裂消失并由胶原取代，内弹力板消失，伴随钙化和内膜增厚。与高血压和糖尿病关系密切。

03.058　动脉粥样硬化　atherosclerosis
脂质在动脉内膜异常沉积导致的动脉病变。动脉内膜呈黄色粥样改变。

03.059　脑出血　brain hemorrhage
脑实质内小动脉和微动脉破裂引起出血的病理状态。出血灶中心有血凝块，周围有坏死脑组织，并含有点、片状出血，在外周明显水肿、淤血。

03.060　脑淀粉样血管病　cerebral amyloid angiopathy
以淀粉样物质如 $A\beta_{40}$ 在脑内血管壁沉积为病理特点的小血管病。可引起反复脑叶出血和皮质梗死。

03.061　脑室扩大　ventricular enlargement
各种原因导致脑室容积增大的病理现象。如脑萎缩、脑水肿等。

03.062　脑萎缩　cerebral atrophy
各种原因引起的脑体积缩小，脑重量减轻，脑回变窄，脑沟增宽增深，脑室和蛛网膜下腔扩大的病理现象。显微镜下神经元减少。

03.063　脑水肿　cerebral edema
脑组织由于细胞内外水分过多导致的肿胀表现。严重者可以导致颅内压增高。许多病理过程均可伴发脑水肿。

03.064　出血性栓塞性脑梗死　hemorrhagic embolic infarction
脑动脉主干或其分支栓塞致脑梗死后，动脉再灌注，血液从病变的血管渗漏或通过破裂的血管进入脑组织而形成的脑梗死病理改变。

03.065　腔隙[性]脑梗死　lacunar infarction
因脑动脉的深穿支或其分支动脉闭塞引起的直径 2～15 mm 的小梗死。2 个或 2 个以上，呈多发性。梗死灶多位于脑深部，如大脑白质、内囊、基底节、丘脑、脑干和小脑等处。

03.066　腔隙状态　lacunar state
直径 2～15 mm 的囊性病灶，呈多发性的腔隙性脑梗死。小梗死灶仅稍大于血管直径。坏死组织被吸收后，可残留小囊腔。

03.067　皮质基底节变性　corticobasal degeneration
一种 τ 蛋白病，属于神经系统变性病。临床表现为不对称的帕金森综合征及痴呆等。其病理改变以皮质及基底节出现气球样神经元和星形细胞斑为特点。

03.068　脱髓鞘　demyelination
神经纤维的髓鞘脱失现象。其轴索相对保留。

03.069　髓鞘发育不良　dysmyelination
神经纤维的髓鞘形成和维持障碍。常见于脑白质营养不良。

03.070　髓鞘再生　remyelination
髓鞘破坏后的修复过程。再生的髓鞘相对于轴索的直径来说异常薄。

03.071　纤维性胶质细胞增生　fibrillary gliosis

随着时间的推移，形成细长的富含胶质中间丝细胞突起并向邻近结构延伸的反应性星形细胞增生现象。胶质纤维酸性蛋白呈阳性。

03.072　同形性星形胶质细胞增生　isomorphic astrocytic gliosis

星形胶质细胞增生，其突起呈排列整齐、与原有正常局部组织的结构相一致的病理现象。多见于慢性变性疾病。

03.073　胶质细胞胞质包涵体　glial cytoplasmic inclusion

存在于少突胶质细胞核周围的、嗜银染色、呈火焰状及半月形的包涵体。主要分布在大脑和小脑皮质下白质、脑干、基底节区。α-共核蛋白阳性表达。见于多系统性萎缩。

03.074　少突胶质细胞包涵体　oligodendrocyte inclusion

少突胶质细胞内的环状小体。τ蛋白免疫染色阳性，见于进行性核上性麻痹和皮质基底节变性等τ蛋白病变患者的大脑白质。

03.075　平野小体　Hirano body

嗜酸性胞质内包涵体。呈椭圆形，由10～12 nm的微丝组成。多见于阿尔茨海默病患者大脑的海马CA1段和海马下脚区域。

03.076　皮克小体　Pick body

皮克病的病理特征。患者大脑神经元胞质内出现圆形、边界清楚的银染包涵体。由致密积聚的10 nm神经纤丝、核糖体、囊泡、脂色素及24 nm小管组成。含小体的细胞多见于海马和额叶。包涵体呈τ蛋白和泛素蛋白反应阳性。

03.077　嗜银颗粒病　argyrophilic grain disease

大脑进展性神经变性疾病。大脑边缘系统出现大量嗜银颗粒。颗粒常显示9～19 nm的直细纤维和25 nm的直细管束，起源于树状突起，属τ蛋白病，具τ染色阳性特征。发病原因不明，与年龄相关，常在85岁以上人群中出现，约占老年期痴呆患者的5%。临床常表现为近记忆丧失、行为异常、人格改变及痴呆等。

03.078　胶质纤维酸性蛋白　glial fibrillary acidic protein

56 kDa的中间丝蛋白。中枢神经系统星形胶质细胞的一个特异性标志物。可用以区别星形胶质细胞和其他胶质细胞。

03.079　颗粒空泡变性　granulovacuolar degeneration

神经细胞胞质出现空泡的病理现象。主要出现在海马大锥体细胞，囊泡中含有嗜碱性圆形小颗粒，含泛素和τ蛋白等成分。见于阿尔茨海默病及正常老化的神经组织。

03.080　肝豆状核变性　hepatolenticular degeneration, Wilson disease

由ATP酶7B基因突变导致铜代谢障碍而引起的以青少年为主的遗传性疾病。其病理特点为肝硬化、大脑基底节软化和变性。临床表现为锥体外系症状、痴呆、角膜K-F色素环。生化检查可以发现血浆铜蓝蛋白缺少。

03.081　海马硬化　hippocampal sclerosis

海马萎缩变小，伴有广泛的神经元丧失及星形胶质细胞增生的病理现象。

03.082　低灌注损害　hypoperfusion lesion

由于血流低灌注造成的脑损害。可引起海马变性和大脑皮质层状坏死。

03.083　神经元缺氧改变　hypoxic cell change in neuron

神经元皱缩，呈嗜酸性，核固缩、核仁消失

的病理状态。

03.084 气球样神经元 ballooned neuron
神经元增大，细胞质缺乏尼氏小体，呈弱酸性，细胞核呈偏位的病理状态。可见于皮质基底节变性、进行性核上性麻痹及其他变性疾病。

03.085 皮质层状坏死 laminar cortical necrosis
由于缺血和缺氧，皮质出现层状坏死。多发生于灰质的中层。见于多种原因造成的中枢神经系统氧和（或）糖摄取障碍。也见于线粒体脑肌病伴高乳酸血症和卒中样发作。

03.086 蓝斑苍白 locus ceruleus paler
脑桥的蓝斑核神经元色素脱失导致颜色变淡的病理现象。

03.087 脑膜血管梅毒 meningovascular syphilis
常发生在最初感染梅毒7年后，出现慢性梅毒性脑膜炎和多灶性动脉炎的病理状态。

03.088 神经梅毒 neurosyphilis
梅毒螺旋体感染所引起的中枢神经系统疾病。为实质性神经梅毒麻痹性痴呆和脊髓痨的晚期表现。

03.089 树胶肿性神经梅毒 gummatous neurosyphilis
三期梅毒的表现。在大脑的穹隆面可见多个较小、也可单个较大的肿块。镜下表现为在中央坏死区，外周围绕上皮样细胞、多核巨细胞及成纤维细胞，最外层由富含淋巴、浆细胞的纤维结缔组织包绕。

03.090 麻痹性痴呆 general paresis of insane
由梅毒螺旋体侵犯大脑实质引起，以进行性痴呆和慢性脑膜脑炎神经损害征象为主要临床表现的疾病。梅毒感染后10～30年发病。

03.091 异染性脑白质营养不良 metachromatic leukodystrophy
属脑白质营养不良疾病中最常见的一型。因芳基硫酸酯酶A的活性缺乏，引起脑硫脂沉积于体内，导致中枢神经系统广泛脱髓鞘，以脑白质受影响最重。用甲苯胺蓝染色可见颗粒状的红黄色异染物质沉积在神经元、胶质细胞和巨噬细胞内，也散见于脑白质各处及末梢神经中。肝、肾同时有异染物沉积。

03.092 肾上腺脑白质营养不良 adrenoleukodystrophy
一种侵害脑、脊髓、肾上腺和睾丸等部位的遗传性疾病。具有X染色体遗传特点，基因突变后导致极长链脂肪酸增加。病理特点为中枢神经进行性脱髓鞘，血管周围有特异性改变的细胞及肾上腺皮质萎缩或发育不良。

03.093 线粒体脑肌病伴高乳酸血症和卒中样发作 mitochondrial encephalomyopathy with lactic acidosis and stroke-like episode
由线粒体DNA核苷酸A3243G点突变所致的疾病。临床主要表现为突发头痛、呕吐、抽搐和卒中，以及智力低下、身材矮小、神经性耳聋等。血和脑脊液中乳酸含量增高。

03.094 多系统萎缩 multiple system atrophy
一组原因不明的累及锥体外系、锥体系、小脑和自主神经系统等多部位的神经系统变性疾病。包括橄榄核、脑桥、小脑的变性，夏伊-德雷格综合征，黑质纹状体变性等。

03.095 进行性多灶性白质脑病 progressive multifocal leukoencephalopathy
一种机体免疫功能低下而致乳头多瘤空泡病毒机会性感染，导致中枢神经白质发生弥漫性多灶性髓鞘脱失的疾病。其特征性病理改变为少突胶质细胞包涵体。

03.096 进行性核上性麻痹 progressive supranuclear palsy
中老年获得性多系统变性疾病。主要累及下丘脑、苍白球、黑质、上丘脑、脑干核团。临床表现为核上性眼肌麻痹、锥体外系症状、假性延髓性麻痹、智力低下、姿势障碍等。是τ蛋白病或广义额颞叶变性病之一。

03.097 海绵状改变 spongiform change
在显微镜下受累脑组织的神经毡呈囊泡状改变。典型的囊泡呈圆形，直径 20~50 μm，相对均匀分布，囊泡位于细胞内和（或）树突内。

03.098 单纯疱疹脑炎 herpes-simplex encephalitis
由单纯疱疹病毒感染引起的中枢神经系统急性炎性疾病。病变主要侵犯颞叶、额叶的眶面、扣带回及边缘叶脑组织。

03.099 亚急性硬化性全脑炎 subacute sclerosing panencephalitis
因麻疹病毒或其变异株引起的持续性中枢神经系统感染性疾病。病理特点为弥漫性脑萎缩，显著的胶质增生，血管周围淋巴细胞浸润，神经元和胶质细胞胞质及核内包涵体出现。

03.100 脊髓痨 tabes dorsalis
梅毒导致的脊髓后根神经和神经节病变及脊髓后索的变性。常发生在梅毒感染后 15~20 年。

03.101 鱼雷样变 torpedo change
浦肯野细胞轴索肿胀，呈梭形嗜酸性的结构。多位于小脑的颗粒细胞层。多见于累及小脑的神经变性疾病。

03.102 韦尼克脑病 Wernicke encephalopathy
维生素 B_1 缺乏引起的严重代谢性脑病。导致丘脑下部乳头体、导水管中央灰质和小脑上蚓部组织病变。临床以眼肌麻痹、共济失调、精神意识障碍三联征为主要表现。

03.103 白质疏松 leukoaraiosis, LA
磁共振成像表现为不对称、大脑白质呈片状、边界不规则的病理改变。T_1 像信号变化不明显或呈轻度低信号，T_2 像为高信号。常见于宾斯旺格病的白质改变。但可见于很多疾病患者甚至普通人群，特别是在 65 岁以上人群中多见。不同类型可影响不同脑区。可见于脑血管疾病、脱髓鞘疾病或脑部炎症、脑外伤等。

03.104 白质坏死 white matter necrosis
各种病因导致脑和脊髓白质组织破坏、死亡的病理现象。

04. 精神与心理认知学

04.001 老年精神病 geriopsychosis
发生于 60 岁以上老年人的精神病。

04.002 精神病性症状 psychotic symptom
幻觉、妄想及显著的兴奋躁动、精神运动性迟滞和紧张症等病理症状。

04.003 痴呆的行为精神症状 behavioral and psychological symptom of dementia, BPSD

痴呆患者出现的知觉、思维、心境或行为方面的精神病理症状。

04.004　神经精神症状　neuropsychiatric symptom
神经系统病变及精神异常的临床表现。

04.005　精神状态　mental state
从患者的表情、表达、想法和感受推测出的相对应的内在状况或过程。包括精神的和身体的健康状况。广泛用作书面评估和测量认知功能与心理障碍的指标。在临床心理学和精神病学中，用它检查的指标来确定一个人的生理和心理的健康状况。

04.006　急性精神错乱状态　acute confusional state, ACS
意识清晰度水平明显降低伴有自我定向障碍、情绪躁动和思想混乱的短时间发作的病理状态。

04.007　精神运动　psychomotor
思维与运动或肌肉活动有关的心理过程。如抑郁症的精神状态影响或减慢肌肉活动。精神运动障碍常见于精神运动性发作，病变累及颞叶，伴幻觉和混乱状态。

04.008　精神运动性兴奋　psychomotor excitement
整个精神活动增强的病理性精神状态。涉及精神活动的每一个方面，尤其是动作和行为的增加。

04.009　精神运动性抑制　psychomotor retardation
整个精神活动减少和迟缓的病理性精神状态。涉及精神活动的每一个方面，尤其是动作和行为。

04.010　神游状态　fugue state
一种神经精神病性失能。患者会突然离家出走，在别处以新的身份出现，常回忆不起早期的生活经历和神游期间发生的事件。

04.011　木僵　stupor
一种高度的精神运动性抑制状态。表现为缺乏自主活动及运动或情感反应的无动状态。

04.012　纯词聋　pure word deafness
一种对口语理解有严重障碍且持久的症状。但可识别动物叫声、电话铃声、汽车喇叭声等，复述和听写均有严重障碍，而口语表达正常或仅有轻度障碍。常见于精神运动性发作，病变累及颞叶，伴幻觉和混乱状态。

04.013　违拗症　negativism
对于他人提出的要求没有相应的行为反应，甚至加以抗拒的病理性精神状态。

04.014　激越行为　agitated behavior
不能用特定需求或意识混乱来解释的某些不恰当的语言、声音和运动性行为。

04.015　攻击行为　aggressive behavior
感情愤怒或敌意时出现的伤害他人的行为。包括躯体攻击和语言攻击。表现为破坏性的或进攻打击性的敌意行为。

04.016　躯体攻击行为　physically aggressive behavior
用身体伤害他人或物品的过程。包括踢人、推人、抓人、咬人、打人等身体接触行为。

04.017　躯体非攻击行为　physically non-aggressive behavior
患者不正常的，但不伤害他人或物品的病理行为。包括徘徊、藏东西、储藏物品、无目的动作、不恰当地处理物品、不恰当地穿脱衣服等行为。

04.018 语言激越行为 verbally agitated behavior
语言攻击行为和语言非攻击行为的总称。

04.019 语言攻击行为 verbally aggressive behavior
诅咒、骂人、恐吓、威胁、攻击等语言行为。

04.020 语言非攻击行为 verbally non-aggressive behavior
持续要求帮助、不停地重复语言或问问题、抱怨、尖叫、发出奇怪的声音等语言行为。

04.021 重复行为 repetitive behavior
反复、无目的地进行的动作或举止。常见于精神疾病患者或阿尔茨海默病患者。

04.022 刻板动作 stereotyped action
患者持续、单一、重复地做一个无意义动作的病理性精神状态。

04.023 无目的走动 aimless walking
无目的地走来走去的行为。是痴呆患者常见的一种异常行为。

04.024 徘徊 wandering
无目的地行走、试图走出家门、夜间游走等病态行为。

04.025 灾难性反应 catastrophic reaction
以过分或突然的情绪或身体反应为特征的病理状态。与重度认知障碍有关。

04.026 定向力障碍 disorientation
对时间、地点、人物及自身状态的认识能力出现障碍的病理性精神状态。

04.027 人格 personality
一个人所具有的总的性格特点，各种精神状态和特征的总和。

04.028 人格改变 personality change
由疾病、损伤及重大的应激事件等导致的个性特征和行为模式较前发生明显改变的病理性精神状态。

04.029 人格解体 depersonalization
患者自我关注增强，但感到全部或部分自我似乎是不真实、遥远或虚假的知觉障碍。此时感觉正常，情感表达能力完整。

04.030 精神变态人格 psychopathic personality
患者的人格特征明显偏离正常，患者形成个人生活风格和人际关系的异常行为。明显影响社会功能和职业功能，造成不能适应社会环境的病理状态。

04.031 兴趣缺失 anhedonia
患者丧失既往对生活的热忱和乐趣，并对工作、对个人爱好的事物感到兴趣索然，不愿意参加正常活动的病理性精神状态。

04.032 视觉忽视 visual neglect
顶叶损伤致患者注意不到对侧空间的病理状态。如患者只吃盘子右侧的食物；临摹时只画图或图中物体的右半边；画线时只画右半边。

04.033 多疑 suspiciousness
疑虑过多、过分疑心的病理状态。部分痴呆患者可表现为疑心他人偷了自己的物品，疑心配偶有外遇，疑心家人要抛弃自己等。

04.034 性亢奋 sexual disinhibition
性冲动和对性对象过度要求的异常行为。

04.035 储藏东西 hoarding thing
收集无使用或收藏价值的物品，痴呆患者的一种异常行为表现。

04.036 抑郁性假性痴呆 depressive pseudodementia

非器质性因素导致的类似痴呆表现的可逆的症状群。一般系指抑郁性痴呆。抑郁发作时，患者思维迟缓、联想困难、反应迟钝、主动言语少、情绪低落、表情呆板、兴趣减退、动作减少、生活疏懒，尤其是严重抑郁发作时，酷似痴呆，但不是器质性因素导致的真性痴呆。

04.037 器质性精神障碍 organic mental disorder

一组由脑部或躯体器质性疾病或脑外伤，以及外源性物质中毒或戒断导致的精神障碍。

04.038 器质性脑综合征 organic brain syndrome

器质性脑疾病导致的临床神经功能损害表现。急性器质性脑综合征如谵妄综合征，慢性器质性脑综合征如痴呆综合征，表现为记忆、智力障碍和人格改变等。

04.039 谵妄 delirium

非特异的急性器质性脑综合征。以严重意识紊乱和定向力障碍为特征。特点是同时有意识、注意、知觉、思维、记忆、精神运动行为、情绪障碍，睡眠-觉醒周期的功能紊乱，幻想和幻觉，明显多动和自主神经系统过度活跃等。通常见于躯体疾病的急性加重期。

04.040 感觉障碍 sensory disorder

对事物的个别属性的异常反应。如痛觉减退。

04.041 感知障碍 perceptual disorder

对事物的感知方面存在紊乱和异常的精神障碍。主要包括幻觉和妄想。

04.042 错觉 illusion

把实际存在的事物错误地感知为与实际不相符的事物的病理状态。

04.043 幻觉 hallucination

无相应现实刺激作用于感觉器官时出现的知觉体验。可分为幻听、幻视、幻嗅、幻味、幻触和本体幻觉。

04.044 幻听 auditory hallucination

无听觉刺激时，患者听到单调或复杂的声音，既可以是嘈杂的噪声，也可以是音乐，更多的是言语声的病理状态。

04.045 幻视 visual hallucination

无视觉刺激时，患者体验到简单的闪光或具体生动的形象，或整个景象或场面的病理状态。

04.046 幻嗅 olfactory hallucination

患者可闻到实际不存在的各种特殊气味的病理状态。多见于颞叶癫痫或精神分裂。

04.047 幻味 gustatory hallucination

患者进食或饮水时尝到特殊味道的病理状态。多见于颞叶癫痫或精神分裂。

04.048 幻触 haptic hallucination

患者感到皮肤上有虫在爬行、内脏有针刺、有电流通过身体等的病理状态。对此常妄想性解释为有人在远处操纵某种仪器所致。

04.049 本体幻觉 body-sensory hallucination

包括内脏幻觉、运动幻觉和前庭幻觉。如内脏器官的异常感（肠扭转）、身体处于静止状态时有运动感、自感失去平衡等。

04.050 妄想 delusion

一种在病理基础上产生的歪曲的信念、病态的推理和判断的病理性精神状态。不符合客观现实，也不符合认知水平，但患者对此坚信不疑，无法被说服，也不能以亲身体验和经历来纠正。常见于躁狂、抑郁和精神分裂症，也可见于痴呆患者。

04.051 被害妄想 delusion of persecution
没有理由地坚信某些人或某些集团针对他进行不利活动的病理性精神状态。

04.052 被窃妄想 delusion of being stolen
无端认为自己的东西被他人偷窃了的病理性精神状态。多见于脑器质性精神障碍、老年期痴呆等。

04.053 关系妄想 delusion of reference
把周围环境中一些实际与己无关的现象都认为与其本人有关的病理性精神状态。

04.054 夸大妄想 delusion of grandeur
对自身情况有不符合实际的夸大性认识，并坚信不疑的病理性精神状态。

04.055 罪恶妄想 delusion of guilt
在没有事实根据的基础上认为自己犯了严重的错误和罪行，甚至认为自己罪大恶极、死有余辜，应受到惩罚的病理性精神状态。

04.056 嫉妒妄想 jealousy delusion
在没有事实根据的基础上坚信配偶对自己不忠诚、有外遇的病理性精神状态。

04.057 疑病妄想 hypochondriacal delusion
没有根据地认为自己患了某种严重躯体疾病，甚至是不治之症，虽经反复的医学检查和解释，都不能纠正这种看法的病理性精神状态。

04.058 感知综合障碍 psychosensory disorder
在感知某一现实事物时却产生与实际情况不符的感知体验所发生的障碍。

04.059 视物变形 metamorphopsia
感到某外界事物的形象、大小、颜色或体积等出现扭曲的病理状态。为感知综合障碍的一种。

04.060 记忆 memory
大脑对客观事物的信息进行编码、储存和提取的认知过程。

04.061 记忆编码 memory encoding
记忆过程的第一个阶段。个体对信息的最初加工。旨在为所经历的事件建构心理表征。通过编码使感知到的信息转换成记忆。

04.062 记忆储存 memory storage
记忆过程的一个阶段。已编码的信息在记忆中的保持过程。

04.063 记忆提取 memory retrieval
记忆过程的一个阶段。被存储起来的信息在后来某个时候的恢复过程。

04.064 短时记忆 short-term memory
信息呈现后保持 1 min 以内的记忆过程。为信息进入长时记忆的过渡阶段，容量有限，编码、提取皆有其特点。

04.065 长时记忆 long-term memory
信息经过充分加工后，在头脑中长期保留，从 1 min 到许多年甚至终身的过程。

04.066 工作记忆 working memory
完成认知任务时，暂时存储和操作信息的记忆系统。包括中央执行器、语音回路、视空画板和情境缓冲区等部分。

04.067 情景记忆 episodic memory
存储事件之发生时间、地点及关系等信息的记忆过程。与个人经历密切相关。对保持个体的经历、积累和储存直接经验至关重要。

04.068 语义记忆 semantic memory
运用语言所必需的记忆。是一个心理词库。

一个人掌握的有关字词或其他语言符号、其意义和指代物、它们之间的联系，有关规则、公式及操作这些符号、概念和关系的算法的有组织的知识。使用语义编码。

04.069　程序记忆　procedural memory
关于如何做某事或关于刺激和反应之间联系的记忆过程。通常难以用语言描述，如驾驶汽车、使用电视遥控器、打乒乓球等。

04.070　运动记忆　motor memory
人脑对经历过的身体活动的反映，有感知觉、思维和情绪参与的一种复杂的综合性记忆。

04.071　运动型程序记忆　motor-type procedural memory
对运动的先后次序的记忆过程。包含程式、顺序、方式、手续、步骤等含义。

04.072　陈述记忆　declarative memory
以事实性的过去经验为内容的记忆。

04.073　瞬时记忆　immediate memory
时间不超过 2 s，在这个阶段，外界信息进入感觉通道，并以感觉映像的形式短暂停留的记忆过程。

04.074　远期记忆　remote memory
对过去的经历、人、事的记忆。通常是一种对多年前发生事物的记忆。

04.075　近期记忆　recent memory
对最近的经历、人、事的记忆。

04.076　自传体记忆　autobiographical memory
个体对日常生活中自身所经历的事件或情节的记忆过程。

04.077　内隐记忆　implicit memory
在不需要意识或有意回忆的条件下，个体的过去经验对当前任务自动产生影响的心理现象。

04.078　纯粹曝光效应　mere exposure effect
一种较常用的内隐记忆测验。被试者对原来不熟悉，但通过接触而熟悉了的刺激产生偏爱的效应。

04.079　词干补全启动　word-stem completion priming
一种常用的内隐记忆测验。被试者以超过机遇水平的比率，根据词干写出先前所学过的词的倾向。

04.080　外显记忆　explicit memory
有意识回忆先前经历的记忆过程。常用测验包括自由回忆、线索回忆和再认等。

04.081　回溯性记忆　retrospective memory
对过去已发生的事件或行为的记忆过程。指向过去。

04.082　前瞻性记忆　prospective memory
对将来要做某事的记忆过程。指向将来。

04.083　复述　retell
以言语重复刚识记的材料，以巩固记忆的心理操作过程。学习材料在复述的作用下，保持在短时记忆中，并向长时记忆转移。分保持性复述和整合性复述两种形式。

04.084　启动效应　priming effect
之前受某一刺激的影响而使得之后对同一刺激或类似刺激的提取和加工变得容易的心理现象。

04.085　记忆障碍　memory disorder
大脑降低或丧失对信息的接收、存储和检索的能力。原因有痴呆、脑损伤、智力低下等。

04.086 记忆减退　hypomnesia
不能回忆以往重大事件，瞬间忘记新近记忆的印象。一般先从近事记忆开始，逐渐波及远事记忆的过程。

04.087 虚构症　confabulation
一种记忆障碍。患者把事实和幻想混淆在一起，以虚构的故事来填补所遗忘的某一段经历的病理状态。可见于痴呆。

04.088 错构症　paramnesia
又称"记忆倒错"。一种记忆障碍。错误记忆了过去经历的事件之发生地点、情节，尤其是时间，并坚信不疑的病理状态。

04.089 遗忘[症]　amnesia
记忆丧失的病理症状。患者对一定时间内的生活经历，或全部丧失，或部分丧失。由于大脑皮质受到损害而导致遗忘，按时间或记忆加工系统等分类也有不同，如顺行性遗忘和逆行性遗忘；工作记忆、情景记忆、语义记忆及程序记忆等，导致遗忘的疾病很多，主要为阿尔茨海默病。

04.090 顺行性遗忘　anterograde amnesia
创伤、疾病或药物等引起的部分或完全近期记忆力缺失的病理状态。而创伤之前的记忆却完好无损。

04.091 逆行性遗忘　retrograde amnesia
对过去的事件（发病之前的事件）记忆丧失的病理状态。

04.092 选择性遗忘　selective amnesia
与某种生活事件或生活处境密切相关的内容和范畴遗忘，而与此无关的记忆则相对保持良好的病理状态。

04.093 进行性遗忘　progressive amnesia
随着时间推移，逐步发展加重的记忆丢失的病理状态。

04.094 近事遗忘　ecmnesia
对新近发生的事件失去记忆，对以往久远事件的记忆仍然保留的病理状态。

04.095 良性老年性健忘　benign senescent forgetfulness, BSF
由老年性生理变化或某些疾病所致的非痴呆程度记忆力减退的现象。

04.096 倒摄抑制　retroactive interference, retroactive inhibition
后学习材料干扰先学习材料的保持或回忆的状态。

04.097 前摄抑制　proactive interference, proactive inhibition
先学习材料干扰后学习材料的保持或回忆的状态。

04.098 记忆力　ability of memory
获得、保存和提取知觉经验的能力。包括识记的敏捷性、保持的持久性、回忆的准确性和及时性。

04.099 认知　cognition
人类获取、加工、储存和使用信息的心理过程的总称。

04.100 认知过程　cognitive process
一种对事物的感知、注意、记忆、思维和想象等心理程序。

04.101 认知能力　cognitive ability
人脑加工、储存和提取信息的能力。即对事物的构成、性能、与它物的关系、发展的动力、发展方向及基本规律的把握能力。是人们成功地完成活动最重要的心理条件。知觉、记忆、注意、思维和想象的能力都被认为是认知能力。

04.102 执行功能 executive function
一个包括调节、控制和管理等认知过程的总称。如规划、工作记忆、注意力、解决问题、言语推理、抑制、精神的灵活性、任务切换、启动和监测行动。

04.103 高级执行功能 higher executive function
与皮质上位神经元活动有关的大脑功能。

04.104 自知力 insight
对本人存在的问题或情况的性质和程度充分认识的能力。

04.105 认知干预 cognitive intervention
心理咨询或认知康复实践的技术和治疗方法。记忆训练旨在改变个体的认知模式或提高其认知水平。

04.106 认知障碍 cognitive disorder
知觉、注意、记忆、语言或思维等认知功能的病理状态。

04.107 年龄相关认知功能衰退 age-associated cognitive decline, AACD; age-relational cognitive decline, ARCD
主观或相关信息提示至少存在6个月认知下降的现象。客观证实存在任何方面的认知异常表现，与年龄和教育匹配正常人群相比至少下降1个标准差，医学检查证实无大脑功能障碍。

04.108 非痴呆认知损害 cognitive impairment-no dementia, CIND
影响生活质量，但尚未达到痴呆标准的认知功能障碍的病理状态。

04.109 计算力 calculation
认知的一种基本能力。用数字运算、操作的数学推导过程。轻度和中度阿尔茨海默病患者通常丧失计算能力。

04.110 失算症 acalculia
又称"计算障碍"。表现为计算能力丧失的一种认知障碍。分为失读、失写计算功能障碍，空间性计算功能障碍，原发性失算症（即完全不能算术型）。

04.111 失认[症] agnosia
尽管没有感觉器官障碍和记忆缺失，却不能感知和辨认外界事物的现象。多由大脑损伤或神经系统疾病所致，常只涉及单项感觉功能，如视觉失认或听觉失认。

04.112 视觉失认 visual agnosia
视觉高级功能障碍。由于枕叶皮质二级区功能破坏，个体不能将视感觉成分整合成完整形象的病理状态。

04.113 听觉失认 auditory agnosia
听觉高级功能障碍。由于颞叶皮质的二级区功能破坏，个体不能完成听觉认识的病理状态。

04.114 感知失认 perceptual agnosia
对事物不能用感觉器官去感受和识别的病理状态。如视觉性或听觉性认识不能。

04.115 面孔失认 prosopagnosia
对熟悉面孔，如亲人、密友、镜子中的自己，识别能力降低或丧失的病理状态。患者识别其他物体的能力基本正常。

04.116 空间失认 spatial agnosia
丧失对周围客体方位及对客体之间空间关系判断能力的病理状态。如找不到回家的路、不辨左右等。

04.117 结构性失认 constructional agnosia

又称"结构障碍（constructional disorder）"。脑损伤所致空间认知缺陷的病理状态。患者表现为不能按照要求模仿图画或根据记忆重建模型，或单侧忽视等。

04.118 失读[症] alexia
不能读出书写或打印出来的字或符号的一种认知障碍。多有器质性病变基础。在视力正常的情况下不能理解和解释文字的含义。

04.119 失写[症] agraphia
在手臂运动功能正常的情况下，丧失以书写文字方式表达想法能力的症状。

04.120 失用[症] apraxia
患者无感觉或运动障碍。能理解检查者命令，但不能执行有目的的动作如伸舌、刷牙、划火柴等的病理状态。

04.121 结构应用 constructional praxis
构筑、装配和画图等能力。也是对二维或三维结构作业的能力。

04.122 结构性失用 constructional apraxia
构筑、装配和画图等能力的减低或丧失，由于顶叶病变引起的症状。对二维或三维结构作业困难，如画图形时缺乏整体形象，小木棒测验时，不能摆出三角形或"田"字形的病理状态。

04.123 遗忘性失用 amnesic apraxia
肌力、感觉和协调均无障碍，却因失去记忆而不能完成特定的、熟悉的、原已掌握的有目的运动的病理状态。

04.124 观念性失用 ideational apraxia
由于意念中枢受损，运动记忆和顺序概念丧失，不能正确理解并使用物体完成复杂动作的病理状态。

04.125 观念运动性失用 ideomotor apraxia
一种神经性疾病。做没有语言的动作时，显示对动作的意图和目的不理解的病理状态。特点是无法正确地模仿手势和自愿使用哑剧工具。如无法假装梳一个人的头发。

04.126 共济失调 ataxia
在随意运动时，由于肢体肌肉在收缩的力量、速度、幅度等方面不能协调，表现为步态蹒跚、指鼻试验不准等病理状态。

04.127 运动徐缓 bradykinesia
运动速度缓慢的病理状态，不是一个缓慢的开始（运动不能），而是一个缓慢运动的执行。是帕金森病的主要症状。

04.128 伸展过度 hyperextension
又称"过伸"。身体的关节和肌肉的运动超出其正常伸展范围的一种姿势。

04.129 语义编码 semantic encoding
又称"语义加工（semantic processing）"。对语言材料进行意义加工的过程。常用的测量任务是判断词语所属范畴，如判断物体是否有生命。

04.130 语用能力 pragmatic ability
用语言交际的能力。说话者须根据意图、情境及听者调整语言内容和表达方式。听者则须根据对方语言理解其意图，判断信息的可靠性并及时反馈。

04.131 语言功能 language function
用语言符号来达到沟通目的的功能。使用语言和特定的语法结构与词汇达到各种正式和非正式的沟通目的。如比较和对比、劝说、问问题、表达喜欢和不喜欢、因果、总结、预测、同意/不同意、问候人/介绍情况等。

04.132　言语障碍　dysphasia
凡影响通过视听途径的基本言语交际过程，而影响造句表意或理解他人言语含意等较高级过程的病理状态。可由视、听、发音、书写器官的器质性病变造成，也可以是发育性的障碍，如口吃和发不出某些辅音等。常对口语和（或）书面语的理解减弱或丧失的病理表现。

04.133　言语声律障碍　dysprosody
又称"言语韵律障碍"。韵律、音调、语调、音质，以及停顿、应力、强度等的改变，其中一个或多个韵律功能下降、丧失或完全消除的症状。

04.134　重复言语　cataphasia
反复重复某一句话和（或）某句话的最末几个字或词的病理状态。

04.135　模仿言语　echophrasia
无目的地模仿他人所说的话，别人说什么就重复什么的病理状态。

04.136　刻板言语　stereotype speech
机械而刻板地重复单词、短语或整个题目，甚至替代适当谈话的病理状态。

04.137　错语[症]　paraphasia
又称"言语错乱（language of confusion）"。言语中使用不正确的词或词语串的病理状态。

04.138　语言退化　language deterioration
人所特有的用来表达意思、交流思想的能力下降的病理状态。

04.139　失语[症]　aphasia
脑损伤所致的言语缺陷。表现为表达性缺陷（丧失表达语法关系的能力，说话困难，言语缺少虚词等成分）、接受性和语义缺陷（说话流畅，但内容空洞，理解力严重破坏）和传导性失语（能说能理解，但不能复述所听到的话）等。

04.140　流利性失语　fluent aphasia
患者可以自如地产生流利的话语，但表达的意义空洞、词汇运用有误的病理状态。

04.141　表达性失语　expressive aphasia
又称"布罗卡失语（Broca's aphasia）"。患者不能说话，或只能讲一两个简单的字，但不流利、用词不当，而对别人的言语能理解，对自己用错词也知道，并对书写的东西也能理解，但读出来有困难和出现差错的病理状态。由左侧额下回后端的语言中枢病变所致，常伴右上肢轻瘫。

04.142　传导性失语　conduction aphasia
又称"关联性失语"。由与言语功能有关的脑结构损害所引起的语言交流能力受损或丧失，患者的理解、形成和表达语言的能力受损的病理状态。患者能听到言语的声音和看见文字的形象，却不能理解其所代表的意义，口咽肌肉能咀嚼、吞咽，手能握筷取物，却不能说话、书写。

04.143　命名性失语　anomic aphasia
以命名不能为唯一的或主要症状的失语。病灶可在优势半球的不同部位，但如起病后急性期即表现出典型的命名性失语特点，则病灶大多在优势侧颞中回后部或颞枕结合区，口语表达表现为找词困难、缺乏实质词，常描述物品功能以代替说不出的词，赘语和空话比较多。

04.144　命名障碍　anomia
忘记适当的物件的名称和人的称呼，但可以描述该物件功能的病理状态。如说不出眼镜的名称，但可以说"戴上看的"。

04.145　语义痴呆　semantic dementia

语义记忆的进行性和退行性变化的综合表现。如患者不能命名、难以理解言语及非言语材料的含义，自发言语表达流利，无发音和语法错误，但内容空洞；自传体记忆保存完整的病理状态。

04.146　阅读障碍　dyslexia
一种先天性学习障碍。患者阅读、拼写、写作等方面的困难比一般人多，阅读年龄低于智力年龄两年或更长的病理状态。

04.147　字母流畅性　letter fluency
被试者在特定时间内（一般为 1 min）说出的以某一特定字母开头的单词个数。作为个体词汇选择时流畅程度的指标。

04.148　范畴流利性　category fluency
被试者在特定时间内（一般为 1 min）说出的特定语义范畴（如动物、水果或工具）的单词个数。作为个体范畴选择时流畅程度的指标。

04.149　范畴特异性损伤　category-specific deficit
导致语义任务（如范畴流畅性、图形命名）中特定范畴成绩较差，而其他范畴成绩较好的脑损伤。

04.150　图片命名　picture-naming
被试者说出所见实物图片名称的过程。此过程涉及物体的视觉识别、语义和词汇输出等独立的功能系统。

04.151　词联想测验　word association test
一种有关词汇的测试。分自由联想和控制联想，前者要求被试者根据看到的词尽快报告想到的词，后者要求被试者按特定方式联想词。

04.152　会话分析　conversational analysis
采取数据驱动法描述可观察行为，从会话双方的反应中寻找交流成功或失败证据的分析过程。

04.153　会话修正　conversational repair
说话者为消除误解或澄清误听而采取改正措施的过程。

04.154　构音障碍　dysarthria
由于神经病变，与言语有关的肌肉麻痹、收缩力减弱或运动不协调，从而引起的言语障碍。

04.155　词尾重复症　logoclonia
说话时不断重复词的最后一部分的病理状态。

04.156　持续症　perseveration
不由自主的言语或行为。如不停地重复同一个回答、不能转换话题、一些词句或主题在自发言语中反复出现。

04.157　智力　intelligence
包括对环境的适应力、学习能力及对经验教训的吸取能力、对抽象事物的思考能力。

04.158　智力衰退　intellectual deterioration
认知能力明显减退的病理状态。

04.159　智力障碍　intellectual disorder
标准化测验表明智力严重低下，影响生活或工作的病理状态。因遗传或发育障碍造成者称为智力落后；其他原因引起者称为痴呆。

04.160　智力缺陷　amentia
低能、精神发育不全的病理状态。智力在出生时就低于正常。属先天性缺陷。

04.161　执行功能障碍　executive dysfunction
难以形成、制订、完善和执行计划以完成目

标任务的障碍。难以处理或解决问题、转换定势，纠正错误能力降低。

04.162　计划　planning
智力的重要方面。形成未来行为的表征，并以此指导和监控行为的过程。结果通常是主体执行的系列动作。

04.163　决策　decision making
从备选项中选择偏好项的过程。全面影响生活。始于信息收集，通过估计不确定情形的可能性，最终做出选择。

04.164　自我监控　self-monitoring
个人主动调整自己的行为、动机和冲动，以实现预期目的或使自己的行为符合社会行为规范要求的心理过程。

04.165　判断力　judgment
对事物、信息的分析决断能力。

04.166　迟发性　late-onset
与早期年龄发病比较，疾病发生在晚期年龄的现象。

04.167　衣着　manner of dress
穿着衣服所显示的外貌特点和式样。可用于鉴别患者是否仍有自我修饰的本能。

04.168　思维　thinking
人脑对客观现实的概括和间接反映。反映事物的本质和事物间规律性的联系。

04.169　连贯思维　coherent thinking
思维所具有的连续性、逻辑性特点的一种思维方法。

04.170　抽象思维　abstract thinking
人在认识活动中运用概念、判断、推理等思维形式，对客观现实进行间接、概括反映的过程。属理性认识阶段。

04.171　形象思维　imaginal thinking
以直观形象和表象为支柱的思维过程。通过概括事物形象而产生。

04.172　发散思维　divergent thinking
又称"辐射思维"。根据已有信息，从不同角度、方向思考，多方寻求答案的一种展开性思维方式。

04.173　聚合思维　convergent thinking
又称"辐合思维"。一种有方向、有范围、有条理的收敛性思维方式。

04.174　推理　reasoning
一种思维形式。人根据已有判断，经过分析与综合，引出新判断的过程。

04.175　概念形成　concept formation
能够识别并概括出某一事物共同本质特征或属性的能力。

04.176　思维灵活性　flexibility of thinking
创造力的一个特征。考虑问题时能迅速变化和转移思维的方向，不为定势所左右，不受功能固着影响。

04.177　学习能力　ability to learn
对新事物的接受能力。

04.178　问题解决　problem solving
思维的普遍形式。有目的指向的认知操作过程。从初始状态出发，在问题空间中搜寻恰当的路径到达目标状态。

04.179　思维形式障碍　disorder of thinking form
在思维联想过程中思维活动量和速度、连贯性和逻辑性、思维活动形式等方面的障碍。

04.180　病理性赘述　circumstantiality
思维过程中主题转换带有黏滞性，停留在某些枝节问题上而抓不住主要环节的病理状态。表现为叙事时，在个别细节问题上做不必要的、累赘的描述。

04.181　思维逻辑障碍　paralogia of thinking
思维缺乏其固有的逻辑联系，不能为正常人所理解的病理状态。

04.182　思维散漫　loosening of thinking
思维失去正常的结构，对问题的叙述不切题，内容之间缺乏逻辑关系，使人感到东拉西扯、交谈困难的病理状态。

04.183　思维贫乏　poverty of thinking
思维内容空虚，概念和词汇贫乏的病理状态。见于精神分裂症单纯型或晚期阶段的精神衰退、脑器质性精神障碍及精神发育迟滞。

04.184　思维迟缓　retardation of thinking
思维活动显著缓慢、联想困难、思考问题吃力、反应迟钝的病理状态。

04.185　思维不连贯　incoherence of thinking
思维内容缺乏连贯性和应有的逻辑性、言语杂乱、语句片段化、毫无主题可言的意识障碍。

04.186　情绪　emotion
对客观事物的态度体验。包括情感。狭义上是指因需要是否满足产生暂时、较剧烈的态度体验。基本形式包括快乐、恐惧、悲伤、厌恶等。

04.187　心境　mood
深入、内在、微弱而持久的情绪状态。如忧郁、焦虑、得意等。无特定对象、情绪的背景。

04.188　情绪稳定性　emotional stability
情绪状态受外界或内部条件变化而波动的情况。稳定者情绪反应一般不强烈或较为缓慢，不稳定者则相反。

04.189　情绪不稳　emotional instability
情绪易变的病理状态。表现出不恰当的情感分裂和不可预测的极端情绪倾向。

04.190　情绪偏离　emotional bias
由情绪状态而影响到逻辑判断的倾向。

04.191　情感　affect
个体对客观事物态度的体验，与态度中的内向感受、意向具有协调一致性。态度在生理上是一种较复杂而又稳定的生理评价和体验。包括道德感和价值感两个方面。具体表现为爱情、幸福、仇恨、厌恶、美感等。情绪倾向于个体基本需求欲望上的态度体验，而情感则倾向于社会需求欲望上的态度体验。临床上常指对心境的感受，如淡漠和欣快。

04.192　情感障碍　affective disorder
又称"心境障碍（mood disorder）"。一种以心境紊乱作为原发性决定因素或成为其核心表现的病理状态。悲伤或情绪高涨显得十分强烈且持久，超过了对生活事件应激反应的程度。伴有相应认识和行为的改变，有反复发作的倾向，间歇期精神状态基本正常。发作症状较轻者达不到精神病的程度。表现有三类：心境的性质发生改变；心境的波动程度超出常规；心境与患者的思维、行为或处境不协调。

04.193　情感淡漠　apathy
对外界刺激缺乏相应情感反应的病理性精神状态。漠不关心周围事物和个人利益；视亲友如路人，无动于衷；表情冷淡，体验缺乏。

04.194　情感脆弱　emotional fragility
因并不重要的事件或语言而伤心流泪或兴奋激动，无法克制的病理性精神状态。

04.195　情绪低落　hypothymic depression
负性情感增强，感觉不到信心和快乐的病理性精神状态。为抑郁综合征的主要表现。

04.196　强制性哭笑　forced weeping and laughing
常突然出现不能控制或带有强制性的哭或笑，而不伴随或缺乏明确的内心体验。

04.197　自卑情结　inferiority complex
一种感到自己不能胜任工作和生活的病态感觉。

04.198　悲观　pessimism
对世事所怀消极的看法。表现为精神颓废，对现实状况不满，对事物的发展缺乏信心。

04.199　孤独感　loneliness
没有社交活动，不与他人交往，并伴有绝望的病理感觉。

04.200　易激惹　irritability
在遇到刺激或不愉快的情况时，即使极为轻微，也很容易产生一些剧烈情感反应的病理性精神状态。

04.201　欣快　euphoria
患者体会到过分的满足感和幸福感的病理状态。既说不出原因，又难以引起他人共鸣。

04.202　焦虑　anxiety
负性情绪、紧张的躯体症状及对未来的担忧等情绪状态。有广泛性焦虑和急性焦虑发作两种主要临床形式。

04.203　抑郁　depression
一种以显著而持久的心境低落为主要临床特征的常见心境障碍。可由各种原因引起，且心境低落与其处境不相称，严重者可出现自杀念头和行为。多数病例有反复发作的倾向，发作大多数可以缓解，部分可有残留症状或转为慢性。

04.204　激越　agitation
伴有严重运动性不安的焦虑。患者表情痛苦，手足无措，不停地改变身体姿势，有时言语表达也出现问题，句子丧失完整性，语词重复。

04.205　冲动　impulse
做事鲁莽，不考虑后果，感情特别强烈，理性控制力很弱的心理现象。可表现为行为上的，也可表现为思想意识上的。

04.206　冲动行为　impulsive behavior
未受控制或完全不能控制的行为。出现突然，行为与处境或心理社会诱因不相称。行为前未加思考，无有意抵抗和选择。

04.207　忽略　omission
一种对该注意的、该处理的事物忽视、省略的行为表现。

04.208　意图　intent
比较清楚地意识到要争取实现的目标和方法的需要。通常以仅仅设想而未付诸行动的企图、愿望、幻想、理想等方式存在。是作为动机推动人去行动的现实力量。人在清醒的状态中，绝大部分的活动都是有意图的。常基于某个目的而进行的安排、行动和讲述。

04.209　自知力缺失　loss of insight
缺乏对自身情况和境遇的认识的病理状态。

04.210　意志缺失　abulia

缺乏始动性，缺乏进行活动或某种目的性行动的意愿的病理状态。

04.211 心理定势 mental set
又称"心向"。重复先前的操作所引起的一种心理准备状态。其影响解决问题时的倾向性，使人们会以某种习惯的方式对刺激情境做出反应，在解决问题时具有一种倾向习性，并影响问题是否顺利解决。总体来说是消极的，使问题解决的思维活动变得呆板。

04.212 注意 attention
约束认知或心理加工过程，使其指向和集中于有关信息，以增进这些信息加工速度和准确性的过程。

04.213 集中注意 focused attention
面对两个或更多刺激时，把注意集中到其中某个特定刺激上的加工过程。

04.214 分配性注意 divided attention
能够在同一时间内把注意分配到不同对象上的加工过程。

04.215 外源性注意 exogenous attention
由刺激本身引起的注意。受刺激特性控制，带有自动化加工性质的、刺激驱动的加工过程。

04.216 内源性注意 endogenous attention
在个体原有经验驱动下产生的注意。其需要个体的主观解释自主性、概念驱动的加工过程。

04.217 选择性注意 selective attention
个体在同时呈现的两种以上的刺激中选择一种而忽略其他刺激的心理过程。

04.218 自动加工 automatic processing
加工过程非常快，无须心理能量，不受意识控制，不能避免的加工。主要用在容易的、涉及高度熟悉项目的任务中。

04.219 控制加工 controlled processing
系列的、一次只能处理一个项目的加工。主要用在困难的或涉及不熟悉项目的任务中。

04.220 注意转移 shifting of attention
有意识、主动地把注意从一个对象转换到另一个对象，或在同一活动中从一种操作转换到另一种操作的心理过程。

04.221 外显注意 overt attention
将注意朝向特定的刺激且伴随头部或眼睛的运动。

04.222 内隐注意 covert attention
将注意朝向特定的刺激且不伴随头部或眼睛的运动。

04.223 注意障碍 attention disorder
患者注意的广度、稳定性、选择性、分配及转移等功能受到损害的病理状态。注意涣散与注意减退常见。

04.224 意识 consciousness
对光和声音等环境刺激和感觉、记忆和思维等心理事件觉察的过程。

04.225 意识障碍 disorder of consciousness
个体不能在正确判断基础上对外界刺激做出反应的病理状态。

04.226 意识模糊 confusion of consciousness, mental confusion
一种不能识别时间、地点和人物的定向障碍状态。意识水平轻度下降，较嗜睡为深的一种意识障碍。患者能保持简单的精神活动，但对时间、地点、人物的定向能力发生障碍。

04.227 意识混浊 clouded consciousness
一种意识缺陷。从完全清醒到昏迷的中间阶段。其觉察、定向和知觉紊乱继发于脑器质性或其他躯体疾病。

04.228 定向 orientation
个体识别和判断所处客观环境、自身情况、自己与环境的关系等时间、地点、空间、人物等信息的心理过程。

04.229 行走障碍 dysbasia
行走方面有困难，共济失调的一种形式。

04.230 运动障碍 dyskinesia, dyspraxia
不能协调和支配随意运动的一种疾病。表现为行为笨拙、书写不好、不能系鞋带等。

04.231 行为障碍 behavioral disorder
偏离社会规范或正常状态的行为表现。痴呆患者常见的症状之一。

04.232 定时障碍 dyschronism
因破坏了生物节律所造成的时间感觉紊乱。

04.233 睡眠障碍 sleep disorder
睡眠–觉醒过程的功能障碍。如睡眠时间过短或过长、入睡困难、觉醒提前、浅睡而易醒、嗜睡、周期紊乱，以及夜惊、睡行症等。

04.234 失眠 insomnia
在正常睡眠的时间不能睡眠，包括入睡、睡眠时间和睡眠深度均不同于正常睡眠的病理状态。

04.235 嗜睡 lethargy
在气氛活跃的场合下想睡觉的状态。表情淡漠或呆滞，并非由夜间睡眠不足所致。

04.236 夜间觉醒 nocturnal awakening
夜间不能入睡而保持清醒的状态。痴呆患者睡眠紊乱的一种形式。

04.237 昼夜节律障碍 circadian rhythm abnormality
24 h 昼夜循环节律的正常功能失调的病理状态。

04.238 休息活动节律障碍 rest-activity rhythm disorder
痴呆患者夜间有发作性漫游、谵妄或两者同时出现的病理状态。表现为夜间觉醒次数增多，时间延长。白天打盹，影响日间正常活动。

04.239 食欲障碍 dysorexia
出现食欲旺盛或食欲下降等异常的病理状态。

04.240 厌食[症] anorexia
降低食欲的感觉。缺少摄取食品的兴趣和愿望的病理性精神状态。

04.241 贪食[症] bulimia
在短时间内不受控制地异常进食的行为。

04.242 异食癖 pica
进食一些非营养性或不能食用的物质如泥土、纸片、污物等的异常行为。可由机体代谢功能紊乱、营养物质缺乏、味觉异常、心理因素等多种原因引起。

05. 诊断技术与实验方法

05.01 影像技术

05.001　核磁共振　nuclear magnetic resonance, NMR

原子核自旋系统吸收了与其进动频率相同的电磁射频脉冲能量后,从稳态转变为激发态的过程。是磁共振成像的基础。

05.002　磁共振成像　magnetic resonance imaging, MRI

应用核磁共振原理对被射频脉冲激发的物体(如人体)进行成像的技术。特点是成像参数多、信息量大、软组织对比度高,无创伤,无辐射危害。

05.003　进动　precession

有自旋和磁矩的原子核(如质子)处于外加强磁场中时,除围绕自身轴旋转外,还沿外磁场方向旋转的运动方式。进动的角频率(ω_0)与外磁场的强度成正比。

05.004　射频脉冲　radio frequency pulse

位于无线电频段的电磁波。在进行磁共振成像时用来激发质子系统,其磁场方向与 Z 轴垂直,沿 X-Y 平面以拉莫尔频率旋转。

05.005　弛豫　relaxation

磁化矢量从激发态恢复到稳态的过程。包括纵向弛豫和横向弛豫。

05.006　纵向弛豫　longitudinal relaxation

又称"自旋–晶格弛豫(spin-lattice relaxation)"。射频脉冲终止后,纵向磁化逐渐恢复至稳态(最大)的过程。在该过程中,自旋系统与外界有能量交换。

05.007　横向弛豫　transverse relaxation

又称"自旋–自旋弛豫(spin-spin relaxation)"。射频脉冲终止后,横向磁化由最大恢复至接近零的过程。反映处于共振状态的自旋系统的相位相干性(横向磁化)逐渐消失的过程。

05.008　脉冲序列　pulse sequence

射频脉冲以组合方式发放,从而获取不同种类的磁共振图像。

05.009　T_1 加权成像　T_1 weighted imaging, T_1WI

反映组织纵向弛豫差别的磁共振成像方式。磁共振图像对比度主要受组织 T_1 值的影响,可清楚显示解剖结构。

05.010　T_2 加权成像　T_2 weighted imaging, T_2WI

反映组织横向弛豫差别的磁共振成像方式。磁共振成像图像对比度主要受组织 T_2 值的影响,可清楚地显示病变情况。

05.011　质子密度加权成像　proton density weighted imaging, PDWI

对比度主要受每单位体积内质子数量影响的磁共振图像。

05.012　弥散敏感梯度　diffusion sensitizing gradient

在常规磁共振成像自旋回波脉冲序列中加入的一对大小相等、方向相反、对扩散运动敏感的梯度脉冲。

05.013　弥散加权成像　diffusion weighted imaging, DWI

反映组织水分子扩散程度的图像。应用弥散敏感梯度场时，图像对比度主要受水分子扩散程度的影响。

05.014　弥散张量纤维束成像　diffusion tensor tractography

应用弥散加权成像技术，根据每个体素的主弥散方向，将空间上每一个点都排列成张量场，通过该场可沿局部向量点方向连接邻近体素，从而直观显示纤维束形态和走行方向的方法。

05.015　灌注加权成像　perfusion weighted imaging, PWI

图像对比度主要反映组织血流灌注特征的磁共振图像。可由注射外源性对比剂和动脉自旋标记两种方法获得。

05.016　动态磁敏感对比灌注加权成像　dynamic susceptibility contrast perfusion weighted imaging, DSC-PWI

向体内引入顺磁性对比剂，使组织的 T_1、T_2 值缩短，同时进行磁共振超快速连续扫描，获得时间–磁敏感性曲线，通过 T_1、T_2 值的计算得出多个组织血流动力学参数，主要包括脑血容量、脑血流量、平均通过时间和达峰时间等。

05.017　高灌注　hyperperfusion

血流灌注量增加。

05.018　低灌注　hypoperfusion

血流灌注量减少。

05.019　脑血容量　cerebral blood volume, CBV

脑血管床（包括脑动脉、微动脉、毛细血管、脑静脉和静脉窦）中所含血液的总量。

05.020　局部脑血容量　regional cerebral blood volume, rCBV

局部脑组织内的血液总量。单位是 ml/100 g，由时间–信号强度曲线下的面积积分算出。

05.021　脑血流量　cerebral blood flow, CBF

单位时间内通过脑血管某横截面积的血液流量。以单位时间内每 100 g 脑组织所通过的血液量（ml/100 g）表示。

05.022　局部脑血流量　regional cerebral blood flow, rCBF

单位时间内流经局部脑组织的血流量。

05.023　平均通过时间　mean transit time, MTT

血液通过特定脑区脉管系统的平均时间。即血液从动脉端流至静脉端的平均循环时间。

05.024　达峰时间　time to peak, TTP

磁共振成像灌注图像上组织信号强度达到最大值时所需的时间。

05.025　半峰全宽　full width at half maximum, FWHM

磁共振信号在峰值高度一半时的峰宽度。是反映磁场均匀度的指标。

05.026　各向异性　anisotropy

生理条件下，受组织内细胞膜和大分子的影响，在各个方向上，水分子扩散强度均有差异的特性。

05.027　平均扩散率　mean diffusivity, MD

单位时间内分子自由扩散的程度。反映分子整体扩散水平和扩散阻力的总和。组织内自由水含量越多，其平均扩散率越大。

05.028 血氧水平依赖 blood oxygenation level dependent, BOLD

脑被激活时,神经元消耗氧和葡萄糖,局部脑区血流量增加,含氧血红蛋白量高于脱氧血红蛋白量,而引起局部皮质信号强度增加的效应。

05.029 功能磁共振成像 functional magnetic resonance imaging, fMRI

利用磁共振成像技术探测脑在不同条件下,不同区域与神经活动相关生理变化的技术。是研究活体脑功能的重要方法。

05.030 磁共振波谱 magnetic resonance spectroscopy, MRS

应用快速傅里叶转换将自由感应衰减信号转换为振幅-频率的频谱信号,波谱内不同共振峰反映不同代谢物浓度的磁共振技术。

05.031 化学位移成像 chemical shift imaging, CSI

进行多体素磁共振波谱检查后,将波谱数据标记到磁共振成像图像上,以二维或三维形式显示代谢物空间分布的成像方法。

05.032 X射线血管造影 X-ray angiography

向血管内引入对比剂,使之显影的X射线检查方法。通常使用两种对比剂:高密度对比剂主要为碘剂;低密度对比剂为各种气体,以二氧化碳气体应用得最多。

05.033 磁共振血管成像 magnetic resonance angiography, MRA

利用血流或向血管内注入顺磁性对比剂来显示血管影像的成像方法。属无创伤、无辐射危害的血管成像技术。

05.034 时间飞跃法磁共振血管成像 time of flight magnetic resonance angiography, TOF-MRA

临床最常用的磁共振血管成像方法。主要应用多次重复的射频脉冲,使血管周围的静态组织处于"饱和"状态,发出很弱或不发出磁共振信号,而流动的血液则发出较强的磁共振信号,从而使血管成像的方法。

05.035 对比增强磁共振血管成像 contrast enhanced magnetic resonance angiography, CE-MRA

经静脉注入以二乙烯五胺乙酸钆(Gd-DTPA)为代表的顺磁性对比剂,显著缩短血液的 T_1 弛豫时间,结合应用快速扫描技术获取呈高信号血管图像的成像方法。

05.036 磁化传递率 magnetization transfer ratio, MTR

定量评价组织结构完整性的敏感指标之一。公式 $MTR=(M_0-M_s)/M_s \times 100\%$,$M_0$ 表示未施加磁化转移技术图像上组织的信号强度,M_s 表示施加磁化转移技术后组织的信号强度。

05.037 多排螺旋计算机体层摄影 multi-detector spiral computer tomography, MDCT

应用多排探测器、管球快速旋转和连续进床方式进行扫描,直接获取三维数据,在数秒内完成全身检查,可重组出冠状位、矢状位等多种方位的组织器官体层图像。

05.038 计算机体层摄影血管造影 computer tomographic angiography, CTA

经静脉快速团注对比剂后,于靶血管内对比剂充盈的高峰期进行连续数据采集,经后处理显示血管影像的技术。其无创伤,操作简单、快速,既能显示血管腔,又能显示血管壁。

05.039 脑电图 electroencephalograhpy, EEG

高等脊椎动物大脑皮质有持续、自发性电位变化，通过在头皮不同区域放置电极将其引出，再经脑电仪放大和记录大脑皮质电位变化的曲线图。

05.040　脑磁图　magnetoencephalography, MEG

由于人脑周围存在场强微弱的脑磁场，应用特殊设备，在严密电磁屏蔽室内将所测脑磁波记录下来的技术。

05.041　单光子发射计算机体层摄影　single photon emission computed tomography, SPECT

以发出单光子的放射性同位素为示踪剂，注入人体后与某种体内代谢产物的前体结合，特异性浓聚在靶组织或器官内，再用探测器记录该示踪剂衰变发射出的γ光子，由计算机重建出的体层图像。

05.042　正电子发射体层摄影　positron emission tomography, PET

将人体代谢所必需的物质（如葡萄糖、蛋白质、核酸、氧等）标记上能发射正电子而半衰期很短的核素（^{18}F、^{15}O、^{13}N、^{11}C）制成显像剂（如 ^{18}F-FDG），注入人体后，正电子遇到电子发生湮灭并释放出一对γ光子，由探测器接收γ光子，再经计算机重建出体层图像的成像过程。可活体显示生物分子的代谢、受体及神经介质活动。

05.043　放射性核素脑显像　cerebral radionuclide imaging

应用单光子发射计算机体层摄影或正电子发射体层摄影获得脑组织的体层图像。以显示脑血流、灌注、代谢、受体等状态。

05.044　放射性核素脑血管显像　cerebral radionuclide angiography

应用单光子发射计算机体层摄影或正电子发射体层摄影显示脑血流动力学等指标的检查方法。

05.045　放射性核素脑脊液显像　cerebral spinal fluid radionuclide imaging

应用单光子发射计算机体层摄影或正电子发射体层摄影显示蛛网膜下腔、脑室、脑沟、脑裂和脑池情况，以及脑脊液流动状态的检查方法。

05.046　放射受体分析　radioreceptor assay, RRA

应用核医学显像技术显示位于细胞膜上的受体的检查方法。以正电子发射体层摄影的效果为好。

05.047　近红外光谱　near-infrared spectroscopy, NIRS

一种利用波长在 780～2526 nm 的电磁波建立校正模型（标定模型），可对未知样品进行定性或定量分析的间接分析技术。主要反映 C—H、O—H、N—H、S—H 等化学键的信息，分析范围几乎覆盖全部有机化合物和混合物。

05.048　矩阵实验室　matrix laboratory, MATLAB

一种功能强、效率高、便于进行科学和工程计算的交互式软件包。除具备卓越的数值计算能力外，还提供专业水平的符号计算、文字处理、可视化建模仿真和实时控制等功能。

05.049　统计参数图　statistical parametric mapping, SPM

一个专门为脑功能成像数据分析而设计的通用软件包。可对成像结果进行被试者间或被试者内的比较，得出具有统计学意义的结果。

05.050　统计激活图　statistical activation

mapping
对脑图像数据进行统计学处理，得到相应阈值所对应置信度下的脑功能激活图。

05.051　神经影像功能分析　analysis of functional neuro-image, AFNI
一种交互式的脑功能成像分析。首先标定解剖图像的标志点，将数据集转换为标准坐标系下的数据集，再将脑激活图像叠加到高清晰脑结构图像上，实现脑功能图像的三维可视化。

05.052　重新排列　realignment
磁共振扫描过程中因被试者头部会出现轻微移动，为校正运动伪影，在图像配准的基础上，按照确定参数对图像进行取样的变换。

05.053　图像融合　image fusion
将同一部位的多源或多模态图像经提取各自有用的信息，再综合成一幅图像的处理过程。从信息论角度看，融合图像比组成它的各个子图像具有更优越的性能。

05.054　标准化　normalization
进行脑功能图像处理时，把不同个体的大脑投影到一个标准脑图谱上，以消除人脑的个体差异，使结果具有可比性的过程。

05.055　平滑　smooth
将功能磁共振成像时间序列与一个血流动力学函数进行卷积，以提高信号信噪比的过程。其可消除设备噪声或心跳、呼吸干扰噪声的影响，使刺激引发的脑功能信号增强。

05.056　分割　segment
按照组织结构的特征分别提取图像的处理过程。

05.057　自动分割　automated segment
借助特殊软件由计算机自动区分相邻不同组织结构的过程。

05.058　感兴趣区　region of interest, ROI
在图像分析和处理过程中所标定的分析区域。

05.059　基于体素的形态测量　voxel-based morphometry, VBM
一种在体素水平对脑磁共振影像进行分析的技术。应用空间标准化图像的体素，从整体角度评价脑解剖结构的差异，自动、客观地计算出局部结构（如脑灰、白质）的体素大小和具体结构浓度的方法。广泛用于正常脑老化和病理状态下全脑形态结构的定量分析。

05.060　线性测量　linear measurement
在二维平面用直线测量两点之间的距离或长度的方法。

05.061　体积测量　volume measurement
对某个结构所占据的空间体积进行的测量。

05.062　连续测量　serial measurement
按照时间顺序进行的一系列重复测量，以量化观察具体指标动态演变的方法。

05.063　高信号　hyperintensity
磁共振成像信号高于平均信号强度的状态。

05.064　低信号　hypointensity
磁共振成像信号低于平均信号强度的状态。

05.065　质子密度　proton density
在磁共振成像中，单位体积内包含质子的数量。

05.066　高密度　hyperdensity
X射线灰阶图像中高于平均密度的状态。

05.067 低密度 hypodensity
X 射线灰阶图像中低于平均密度的状态。

05.068 颞角扩大 temporal horn enlargement
侧脑室颞角扩张的状态。局部颞角扩大多由内颞叶结构萎缩所致。

05.069 默认网络 default mode network
人脑静息状态下存在的功能连接网络。能自动连续地从外部环境搜集、加工和储存信息。可能与情节记忆、语义提取和情绪处理等功能密切相关。

05.070 激活 activation
在接受外部刺激或执行某种任务的状态下，大脑相关皮质血流量增加的现象。提示脑中枢处于兴奋状态。

05.071 负激活 deactivation
在接受外部刺激或执行某种任务的状态下，大脑相关皮质血流量减少的现象。

05.072 低频振荡 low frequency fluctuation, LFF
基于血氧水平依赖技术的功能磁共振成像发现，人体静息状态下许多脑区存在一种频率在 0.08 Hz 左右的振荡现象。静息状态下血氧水平依赖信号的自发振荡在某些脑区之间具有很高的同步性，通过对其进行相关分析，可获得有关脑功能区同步性活动或脑功能连接的信息。

05.073 静息状态 resting state
被试者在清醒、休息时，全身放松，不进行任何系统思考的状态。

05.074 功能连接 functional connectivity
各脑区之间的功能关系。可以通过度量不同脑区之间的相关性加以判断。

05.075 人工神经网络 artificial neuronal network
由多个非常简单的处理单元彼此按某种方式相互连接而形成的复杂系统。可依赖其对外部输入信息的动态响应，模仿人脑处理信息的过程。

05.076 组块设计 block design
功能磁共振成像实验的血氧水平依赖信号十分微弱，为了能获取足够强的激活信号，对被试者施加同一类型的重复刺激方式。

05.077 事件相关设计 event-related design
功能磁共振成像实验时一次只给一个刺激，间隔一段时间后再给下一次相同或不同刺激的动态工作过程。其基于单次刺激或行为事件所引发的脑皮质血氧反应，有利于提取与刺激直接相关脑区激活的信息，但是其获取的血氧水平依赖信号较弱。

05.078 时间聚类分析法 temporal clustering analysis, TCA
根据实验数据本身的时间序列进行分组归类，以了解脑功能改变的数据分析方法。

05.079 反应时 reaction time, RT
又称"反应潜伏期（response latency）"。个体从接受刺激开始到做出外部反应的时间。

05.080 基于刺激的功能定位 stimulus-based functional localization
进行功能磁共振成像检查时，对被试者施加特定任务的刺激后，相应脑区被激活的功能定位模式。

05.081 功能性重组 functional reorganization
脑功能中枢的定位的可塑性变化反应。

05.082 刺激 stimulus
能引起机体发生反应的环境条件因素。分为物理性、化学性和生物性。

05.083 低代谢 hypometabolism
局部组织代谢减低的状态。

05.084 N-乙酰天[门]冬氨酸 N-acetyl-aspartate, NAA
能被磁共振波谱探测的代谢产物。主要位于成熟神经元和神经突内，为神经元的标志物。

05.085 肌酸 creatine
学名：N-甲基胍乙酸。由精氨酸、甘氨酸和甲硫氨酸在体内合成，为肌肉等组织中储存高能磷酸键的物质。

05.086 磷酸肌酸 phosphocreatine
在肌肉或其他兴奋性组织（如脑和神经）中由肌酸和磷酸组成的一种高能磷酸化合物。是高能磷酸基的暂时储存形式。由肌酸磷酸激酶调节其合成和降解，以缓冲 ATP 的浓度。

05.087 肌醇 myoinositol
学名：环己六醇。能被磁共振波谱探测的一种代谢产物。脑内胶质细胞的标志物。在星形细胞中起调节渗透压的作用，并参与蛋白激酶 C 的激活。

05.088 谷氨酰胺 glutamine
学名：2-氨基-5-羧基戊酰胺。谷氨酸的酰胺。谷氨酸经谷氨酰胺合成酶的作用而生成。储存于神经末梢。

05.089 扩张 dilatation
脑室等空腔结构的扩大状态。

05.090 缩小 shrink
脑叶等结构的体积变小状态。

05.091 对称 symmetry
对解剖结构的上下或左右相近情况的描述。

05.092 移位 shift, deviation
解剖结构的位置移动状态。

05.093 等密度 isodensity
某结构或部位的密度与图像的平均密度相同的情况。

05.094 等信号 isointensity
某结构或部位的信号强度与图像的平均信号强度相同的情况。

05.095 经静脉团注 intravenous bolus injection
经静脉快速注入对比剂的给药方式。通常用于计算机体层摄影、磁共振成像的增强扫描或血管成像。

05.096 变形 deformation
脑结构形态发生异常改变的状态。

05.097 定位 localization
确定某一结构在环境中位置的过程。

05.02 电生理学

05.098 电压钳 voltage clamp
向细胞内注入一定的电流，抵消膜上受体或离子通道开放时所产生的电流，从而将细胞膜电位钳制在某一数值的技术。可测得跨膜离子流的大小和方向。

05.099　电流钳　current clamp
向细胞内施加恒定或变化的电压，由此记录膜电位变化的技术。可测得膜电位和动作电位。

05.100　膜片钳　patch clamp
通过微电极与细胞膜之间形成紧密接触的方法，采用电压钳或电流钳技术对生物膜上离子通道的电活动（尤其是单通道电流）进行记录的技术。

05.101　高阻封接　gigaohm seal
将玻璃微电极与细胞表面接触，给电极尖端施加负压，使玻璃电极壁与膜之间形成紧密接触，电阻可达 1 GΩ以上的技术。

05.102　细胞贴附记录模式　cell-attached recording
电极尖端与细胞膜接触，使尖端与膜形成松散连接而形成的记录模式。用以记录细胞的放电或膜电位波动的技术。

05.103　内面向外记录模式　inside-out recording
形成高阻封接模式后，将电极迅速提起，粘在电极尖端的细胞膜会因为流动性自动融合，形成一个囊泡，囊泡的外表面破裂形成内面向外记录的模式。若将电极放入低钙浴液也会形成这种模式。用以记录封在电极尖端下膜片中的离子通道电流。

05.104　全细胞记录模式　whole-cell recording
形成高阻封接模式后，采用继续施加负压或电击的方法打破细胞膜而形成的记录模式。用以记录全细胞离子通道电流。

05.105　外面向外记录模式　outside-out recording
在形成全细胞记录模式后，将电极缓缓提起，逐渐脱离细胞，粘在电极尖端的细胞膜会因为流动性自动融合，细胞膜外面朝向电极尖端外而形成的记录模式。

05.106　微电极　microelectrode
可记录神经元活动的电极。有金属微电极和玻璃微电极两种。

05.107　参比电极　reference electrode
又称"参考电极"。测量各种电极电势时作为参照比较的电极。应具有稳定性和重现性。膜片钳系统中常用银–氯化银电极。

05.108　碳纤电极　carbon-fiber electrode, CFE
用碳纤维制备的、可用来检测细胞分泌活动的特殊电极。

05.109　[跨]膜电位　transmembrane potential, membrane potential
细胞膜内外两侧存在的电位差。

05.110　静息膜电位　resting membrane potential
细胞在静息状态下，细胞膜内外之间的电位差。一般将细胞膜外的电位设为 0 mV，静息膜电位为负值。不同类型细胞的静息膜电位不尽相同。

05.111　兴奋　excitation
神经活动的基本形式之一。是细胞对刺激发生反应的过程。电生理学中是指动作电位的产生。

05.112　兴奋性　excitability
某种组织被刺激后能够引起兴奋的一种能力。

05.113　极化　polarization

细胞膜两侧存在电位差的现象。

05.114　超极化　hyperpolarization
使静息膜电位的数值往负值增大方向上的变化。

05.115　去极化　depolarization
使静息膜电位的数值往负值减小方向上的变化。

05.116　动作电位　action potential
当可兴奋性细胞受到足够强烈的电刺激或化学刺激时，产生的一次膜两侧电位快速倒转和复原的电位变化。全过程包括峰电位和后电位。其幅度大小不随刺激强度而变化，遵循"全或无"定律，可不衰减地传布。是实现神经传导和肌肉收缩的生理基础，其形成与细胞膜上的离子通道开关密切相关。

05.117　局部电位　local potential
静息膜电位在接受电刺激或化学刺激时发生较小的电位变化。只沿着细胞膜进行小范围扩散，主要维持细胞膜的基础兴奋状态，具有幅度与刺激强度呈正相关、随时间延长与距离增加衰减、时间与空间叠加性等特点。

05.118　电紧张电位　electrotonic potential
用适当的电极在神经纤维上通直流电时，在阈下刺激情况下，在阳极处电流由膜外流到膜内，在阴极处电流从膜内流到膜外，这样在两极附近有被动的电流分布，由此引起的膜电位的变化。其上升相和下降相均按照指数规律变化。属局部电位的性质。

05.119　时间常数　time constant
随时间变化的指数分布变量。用符号τ表示。反映膜的电紧张电位的变化速度，电紧张电压升至 $0.63\ V_\infty$ 时所需要的时间，V_∞ 为电容充电完成后的恒定电位值。在此时间点上，指数分布变量随时间的变化量最大，因而成为敏感的观测指标。

05.120　空间常数　space constant
随距离变化的指数分布变量。用符号λ表示。反映膜的电紧张电位随距离而衰减的程度。将电紧张电位从最大值降至 $0.37\ V_{max}$ 处的距离定为空间常数，其中 V_{max} 是从电流处记录到的最大电紧张电位值。

05.121　超射　overshoot
在动作电位的去极化过程中，膜电位变成内正外负（0 mV 以上）的部分。

05.122　复极化　repolarization
动作电位由去极化恢复到静息电位水平的过程。

05.123　低射　undershoot
又称"下冲"。当动作电位复极化到静息电位水平后，细胞短暂出现的膜电位更负的情况。

05.124　峰电位　spike potential
波形呈尖峰型的动作电位。其中上升相为去极化过程，下降相为复极化过程。

05.125　后电位　after potential
在峰电位完全恢复到静息电位水平之前，膜两侧还有微小的连续缓慢的电位变化。分为负后电位和正后电位两个过程。

05.126　阈电位　threshold potential
使得可兴奋性细胞产生动作电位的临界膜电位。

05.127　阈下电位　sub-threshold potential
达不到阈电位的膜电位变化。

05.128　潜伏期延搁　latency delay

细胞受到阈刺激后到产生动作电位的时间延搁。通常时间极短。动作电位的潜伏期可随刺激强度增大而缩短。

05.129　绝对不应期　absolute refractory period
动作电位产生的初期。其间无论给予多大的刺激，细胞都不会再产生动作电位。神经元的此时间是 1 ms。

05.130　相对不应期　relative refractory period
动作电位的后期（复极化）。其间需要给予细胞较大刺激才能再次产生动作电位。

05.131　平衡电位　equilibrium potential
又称"反转电位（reversal potential）"。当某种离子跨膜流动的净电荷为零时的膜电位。当膜电位越过平衡电位时，跨膜离子将朝相反方向流动。

05.132　命令电压　command voltage
通过膜片钳放大器或膜片钳信号采集软件发出给细胞或膜片的电压指令。用于钳制细胞膜电位，使细胞膜去极化或超极化等。

05.133　钳制电位　holding potential
运用电压钳技术人为地将跨膜电位固定在某一数值。

05.134　电极电压降　pipette voltage drop
由于玻璃微电极电阻的存在，电流通过电极电阻时会产生电压下降。应尽量消除这种电压下降对实验的影响。

05.135　失调电位　offset potential
俗称"补偿电位"。放大器的输入直流电位差。理想状态的放大器是输入直流电位差为 0，则输出为 0。然而事实上当输出为 0 时，放大器存在输入直流电位差，如电极与液面接触时导致的接触电位就加载到失调电位，当这个失调电位高到一定程度时，放大器就不能正常工作。

05.136　电极电位　electrode potential
当电极丝与玻璃微电极内液接触时产生的接触电位。

05.137　液接电位　liquid junction potential
广义是指两种不同的盐溶液在相接触的界面处产生的电位差。狭义是指在膜片钳记录系统中，电极内液与浴液之间、电极内液与细胞内液之间产生的接触电位。

05.138　尖端电位　tip potential
在微电极尖端处电极内液与浴液的组成或浓度不同而形成的电位差。

05.139　[跨]膜电流　transmembrane current
一定条件下，跨越细胞膜（或膜片）的离子流动所产生的电流。

05.140　离子通道电流　ion channel current
离子通道开启时离子进出通道产生的电流。包括电压门控性、配体门控性、第二信使介导及机械敏感性离子通道电流。

05.141　泵电流　pump current
细胞膜上的钠钾离子泵、钙离子泵及氯离子泵等工作时产生的跨膜电流。

05.142　交换电流　exchange current
细胞膜上的交换体（如钠–钙交换体）工作时产生的跨膜电流。

05.143　闸门电流　gating current
又称"位移电流（displacement current）"。当膜电位发生变化时，膜上离子通道电压感受器的门控分子发生位移产生的电流。瞬间出现，一般发生在离子通道电流出现之前。有助于揭示离子通道的电压门控机制。

05.144 正电流 positive current
从微电极尖端向外流出的正离子电流。由此引起的细胞极化方向与采取的记录模式有关。

05.145 负电流 negative current
从微电极尖端向探头及膜片钳放大器的正离子电流。

05.146 内向电流 inward current
从细胞外进入细胞内的正离子电流或从细胞内进入细胞外的负离子电流。

05.147 外向电流 outward current
从细胞内流向细胞外的正离子电流或从细胞外流向细胞内的负离子电流。

05.148 去极化电流 depolarization current
使细胞产生去极化过程的电流。在全细胞和外面向外记录模式下,从微电极尖端流入细胞内的正离子电流。

05.149 超极化电流 hyperpolarization current
使细胞产生超极化过程的电流。在全细胞和外面向外记录模式下,从微电极尖端流入细胞内的负离子电流。

05.150 封接电流 seal current
微电极与细胞的封接处产生的电流。

05.151 漏电流 leak current
电阻电流与电容电流的统称。当细胞膜内外电压差发生改变时,膜电阻会有电流通过,产生电阻电流,同时膜电容会有充放电反应,产生电容电流。

05.152 电导 conductance
电阻的倒数。其变化反映离子通道的活动情况。单位是西门子(siemens, S)。

05.153 膜电阻 membrane resistance
电流通过细胞膜时所遇到的阻力。在细胞静息状态下,主要来自脂质双分子层产生的电阻。膜上离子通道开放后,其降低的大小决定于离子通道的电导与开放的通道数目。

05.154 电极电阻 pipette resistance
玻璃微电极本身的电阻。

05.155 封接电阻 seal resistance
又称"封接阻抗"。当电极尖端与细胞膜片之间形成高阻封接时,通过微电极的电流几乎为零,形成非常大(GΩ级)的电流阻抗。

05.156 串联电阻 series resistance
从微电极到信号地之间电流流过时所遇到的除了膜电阻以外的任何电阻。在电学上与细胞膜电阻是串联的。

05.157 接入电阻 access resistance
又称"接触电阻""通路电阻"。全细胞记录模式形成后,破裂细胞膜的残余膜电阻和细胞内部电阻的统称。

05.158 膜电容 membrane capacitance
由细胞外液–脂质双分子层–细胞内液构成的电容。其大小与细胞膜表面积成正比,与脂质双分子层的厚度成反比。

05.159 分布电容 distributed capacitance
由非形态电容形成的一种分布参数。在膜片钳系统中,主要包括跨壁电容,电极非浸液部分与邻近地表之间形成的漂浮电容,电极夹持器、探头线与地表之间形成的漂浮电容,放大器输入端与大地、自身电源、机壳间的输入电容。

05.160 电极电容 pipette capacitance
膜片钳系统中分布电容的主要成分。包括电极内液与浴液之间形成的跨壁电容,电极非浸液部分与邻近地表之间形成的漂浮电容。

05.161　快电容　fast capacitance
直接与放大器相连，几乎是瞬间被充电的分布电容。主要为电极电容。

05.162　慢电容　slow capacitance
电极尖端与地（或浴液）之间的电容。与串联电阻相连，需经电极电阻来充电。

05.163　功率频谱密度　power spectral density, PSD
噪声的一个测量指标。考虑噪声的频率依赖性，以便在记录信号时对其进行滤波。

05.164　热噪声　thermal noise
由电阻中电子的随机热运动引起的不可避免的噪声。

05.165　白噪声　white noise
功率频谱密度不随频率发生变化，在给定频率范围内在所有频率上都一致的热噪声。

05.166　介质噪声　dielectric noise
在实际应用中，绝缘介质消耗能量而产生的噪声。

05.167　交流噪声干扰　alternating current noise interference
主要由交流电源线和记录电路之间的电容耦合产生的噪声干扰。

05.168　电磁干扰　electromagnetic interference
电子设备在工作时会向空间辐射电磁波，从而对其他电子设备产生干扰。

05.169　磁场干扰　magnetic field interference
由分布电磁感应而产生的电磁感应耦合所产生的干扰。

05.170　刺激伪迹　stimulus artifact
在对肌纤维、神经突起进行电刺激以获得诱发电活动时，如果记录电极与刺激电极距离较近，刺激信号被记录电极直接捕捉到而形成的膜电势变化。

05.171　数模转换器　digital to analog converter
将记录到的模拟信号转换成数字信号，以便显示并保存在计算机中的设备。

05.172　采样定理　sampling theorem
又称"奈奎斯特定理（Nyquist theorem）"。为使数字采集系统如实地反映所采集的模拟信号，数字采样频率至少为模拟信号最高频率的 2 倍才能使模拟信号避免失真的原理。

05.173　−3dB 频率　−3dB frequency
又称"信号带宽的角频率（angular frequency of signal bandwidth）""截止频率（cutoff frequency）"。分贝表示滤波器输出信号强度的指标。在−3dB 频率上，滤波器的输出电压衰减为输入信号电压的 0.7071，输出功率衰减为输入信号功率的一半。

05.174　幅度相应曲线　amplitude response curve
用于反映滤波器对信号幅度衰减特性的曲线。纵坐标为衰减幅度，横坐标为信号频率，采用对数坐标，多用信号频率除以−3dB 频率的标准化频率表示。

05.175　衰减　decay
记录信号的失活快慢，通道在激活因素（一般为去极化）持续存在条件下的失活状态。反映了神经细胞的复极化过程。

05.176　增益　gain
衰减的倒数。

05.177　低通滤波器　low-pass filter
让某一频率以下的信号分量通过，而对该频率以上的信号分量大大抑制的电容、电感与电阻等器件的组合装置。

05.178　高通滤波器　high-pass filter
让某一频率以上的信号分量通过，而对该频率以下的信号分量大大抑制的电容、电感与电阻等器件的组合装置。

05.179　带阻滤波器　band-stop filter
能通过大多数频率分量，但将某些范围的频率分量衰减到极低水平的滤波器。与带通滤波器的概念相对。

05.180　带通滤波器　band-pass filter
一个允许特定频段的波通过同时屏蔽其他频段的设备。如电阻、电感和电容组成的振荡回路就是一个这种滤波器的模拟。

05.181　离子通道　ion channel
一类能通透特定离子的、贯穿细胞膜的亲水性蛋白质孔道。具有离子选择性，至少存在开放、关闭和失活三种状态。

05.182　电压门控性离子通道　voltage-gated ion channel
大量存在于可兴奋细胞膜上的离子通道。通道的开放和关闭受控于细胞膜电位的变化。

05.183　配体门控性离子通道　ligand-gated ion channel
由递质、激素或其他细胞内外化学物质激活或阻遏的通道。

05.184　机械敏感性离子通道　mechanosensitive ion channel
一类感受细胞膜表面张力变化的离子通道。可将细胞外的牵张、摩擦力、压力、重力、渗透压变化等信息转化为电化学信号传入细胞。

05.185　离子通道电流–电压曲线　current-voltage curve of ion channel
离子通道的电流–电压关系曲线。可反映离子通道的激活过程、阈电位、反转电位和整流特性等。

05.186　整流　rectification
通道电流和电压的关系不满足欧姆定律的直线关系。出现的原因是离子通道的开放导致膜电阻迅速降低，从而使电流电压的关系偏离欧姆定律。分为外向整流和内向整流。

05.187　通道去失活　channel deinactivation
通道失活后，将激活因素去除并维持一段时间使通道脱离失活状态，再次给予激活因素时通道恢复开放的状态。

05.188　通道去激活　channel deactivation
在激活因素结束时通道的关闭过程。所记录的电流为尾电流。

05.189　失敏　desensitization
受体长时间暴露在配体或外源激动剂的情况下，受体离子通道所发生的自发性关闭现象。

05.190　突触　synapse
一个神经元与另一个神经元或一个神经元与其靶细胞之间紧密接触并有特殊结构的区域。突触由突触前成分、突触间隙和突触后成分组成。分为电突触和化学突触。

05.191　突触传递　synaptic transmission
神经冲动从上一个细胞传来，经过突触前膜释放神经递质到突触间隙，再经过扩散到突触后膜，与后膜上的相应受体结合产生一系列反应，完成信息传递的过程。

05.192　突触可塑性　synaptic plasticity
突触传递效能长时程增强或抑制的特性。是几乎所有突触的最普遍规律。包括经典的频率依赖的突触可塑性（长时程增强、长时程抑制和高级可塑性）、放电时序依赖的突触可塑性。在上述功能突触可塑性基础上还可能进一步产生突触结构的可塑性改变。短时记忆可能仅产生功能性可塑性改变，而长时记忆可能产生结构性可塑性改变。

05.193　长时程增强　long-term potentiation, LTP
经验或活动依赖的突触传递效能的持续增强。是学习记忆的突触机制。

05.194　长时程抑制　long-term depression, LTD
经验或活动依赖的突触传递效能的持续抑制。参与一些特殊的学习记忆过程如小脑运动学习。

05.195　高级可塑性　advanced plasticity
突触的活动历史对突触可塑性的影响。当突触发生长时程增强或抑制后，进一步发生长时程增强或抑制的可能性受到限制。

05.196　突触前电位　presynaptic potential
发生在突触前神经末梢的负电位变化。随刺激强度增大而加大，有总和效应，具有局部电位的性质。

05.197　突触后电位　postsynaptic potential
发生在突触后膜上的局部电位。有兴奋性突触后电位和抑制性突触后电位两种。

05.198　兴奋性突触后电位　excitatory postsynaptic potential, EPSP
由兴奋性突触的活动，在突触后神经元中所产生的去极化性质的膜电位变化。

05.199　自发兴奋性突触后电位　spontaneous excitatory postsynaptic potential, sEPSP
在没有外界刺激的情况下，突触前膜的囊泡偶尔释放神经递质到突触间隙，引起突触后电位的兴奋性变化。

05.200　抑制性突触后电位　inhibitory postsynaptic potential, IPSP
由抑制性突触兴奋引起的突触后神经元膜发生的超极化膜电位变化。

05.201　终板电位　end-plate potential, EPP
在运动神经末梢的终板区，肌肉纤维的突触后膜附近产生的、被动作电位起始部掩盖的一种局部电位变化。由乙酰胆碱引起，具有局部电位的性质。

05.202　微小终板电位　miniature end-plate potential, mEPP
将微电极插入终板后，使肌肉处于静息状态，不给任何刺激，记录到的一些微小电位变化。在静息状态下神经末端自发释放的乙酰胆碱，与突触后膜受体作用后，引起受体去极化产生的微小电位变化。

05.203　场电位　field potential
刺激脑的某一区域，神经元产生的相应电位变化。群体神经元较单个神经元的信号加强，在脑的某一区域记录到的群体神经元对刺激反应的电位变化。

05.204　诱发电位　evoked potential
外加一种特定的刺激作用于感觉系统或脊髓、脑的某一部位，在给予刺激或去除刺激时引起中枢神经系统产生可测出的任何电位变化。如周围神经的电刺激、光刺激、听觉刺激在皮质记录的电位（体感诱发电位、视觉诱发电位、听觉诱发电位），以及于皮质处给予电、磁刺激在肌肉记录的电位或磁刺激运动诱发的电位。

05.205　群体峰电位　population spike potential

由多个神经元的诱发电位叠加而成的场电位。研究中枢神经系统的兴奋和抑制及神经系统功能的重要电生理信号。

05.03　动物实验

05.206　动物模型　animal model

按特定科学目的选择或培育的，用于研究人类生命现象、人类疾病发生与发展过程中的各种变化和评价各种药物疗效时所应用的处于某种特定的生理或病理状态的活体动物。

05.207　疾病动物模型　animal model of disease

为模拟人类疾病的特定病理表型或发病机制而培育或诱导的，用于研究疾病或药物的一类实验动物。

05.208　诱发性动物模型　induced animal model

将物理的、化学的、生物的和复合的致病因素作用于动物，造成动物组织、器官或全身发生一定的改变，出现某些类似人类疾病时的功能、代谢或形态结构方面的病变，人为地诱发动物产生类似人类疾病的动物模型。

05.209　自发性动物模型　spontaneous animal model

在自然条件下因基因突变导致实验动物机体表型、生理功能、生化反应等方面的异常表现，并且这些异常能够通过遗传育种传代的动物模型。

05.210　遗传工程动物模型　genetic engineering animal model

使用转基因技术、基因打靶技术或基因组编辑技术等手段，按特定科学目的修饰、改变或干预动物 DNA 的组成，并能产生稳定有效遗传的动物模型。

05.211　基因沉默小鼠　gene silence mouse

利用基因沉默技术，将特定启动子驱动的 siRNA 或 miRNA 整合到小鼠的基因组中，稳定表达，对靶基因的表达形成抑制而产生的小鼠。

05.212　阿尔茨海默病动物模型　animal model of Alzheimer's disease

利用各种自发或诱发因素制作，可再现人类阿尔茨海默病的部分病理、认知和行为变化的动物模型。

05.213　τ蛋白转基因动物模型　tau transgenic animal model

通过转基因技术，将τ蛋白基因转入动物基因组，形成可遗传的并可再现人类阿尔茨海默病某些表型的动物模型。常见的有τV337M、τR406W、τP301L 和τP301 等τ蛋白基因突变的转基因动物模型。

05.214　τ蛋白基因敲除动物模型　tau gene knockout animal model

通过基因打靶技术，将τ蛋白基因从动物基因组剔除，形成没有该基因表达的动物模型。用于研究τ蛋白的生理病理功能。

05.215　τ蛋白基因敲入动物模型　tau gene

knockin animal model

通过基因打靶技术，将突变的τ蛋白基因插入动物基因组，形成仅表达突变的τ蛋白基因的动物模型。用于研究τ蛋白基因突变和神经损伤。

05.216　τ蛋白 T44 转基因小鼠　tau 44 transgenic mouse

通过转基因技术，将τ蛋白六种亚型之一的 T44 基因转入动物基因组，形成可遗传的并可再现人类阿尔茨海默病某些表型的动物模型。

05.217　τ蛋白 T34 转基因小鼠　tau 34 transgenic mouse

通过转基因技术，将τ蛋白六种亚型之一的 T34 基因转入动物基因组，形成可遗传的并可再现人类阿尔茨海默病某些表型的动物模型。

05.218　全亚型τ蛋白转基因小鼠　pack tau transgenic mouse

通过转基因技术，将编码六种亚型τ蛋白的基因全部转入动物基因组，形成可遗传的并可再现人类阿尔茨海默病某些表型的动物模型。

05.219　APP 转基因动物模型　APP transgenic animal model

通过转基因技术，将淀粉样前体蛋白基因（APP）转入动物基因组，形成可遗传的并可再现人类阿尔茨海默病某些表型的动物模型。主要用于研究老年斑的形成和淀粉样沉积对神经元的毒性。常见的有 APP V717F、APP K670N、APP M671L、APP K670N、APP M671L 等 APP 基因突变的转基因动物模型。

05.220　APP 基因敲除动物模型　APP gene knockout animal model

将淀粉样前体蛋白基因（APP）从动物基因组中剔除，形成 APP 基因缺失的动物模型。

05.221　APP 基因敲入动物模型　APP gene knockin animal model

通过同源重组，将人淀粉样前体蛋白基因（APP）整合到动物基因组的 APP 基因位点，替代动物内源的 APP 基因，形成仅表达人类或正常突变 APP 基因的动物模型。

05.222　APP 转基因大鼠　APP transgenic rat

通过转基因技术，将淀粉样前体蛋白基因（APP）转入大鼠基因组，形成可遗传的并可再现人类阿尔茨海默病某些表型的大鼠模型。

05.223　早老蛋白 1 转基因小鼠　presenilin-1 transgenic mouse, PS1 transgenic mouse

通过转基因技术，将突变的早老蛋白 1 基因（PS1）转入小鼠基因组，形成可遗传的并可再现人类阿尔茨海默病某些表型的小鼠。主要用于研究 PS1 基因和痴呆的关系。常见的有 PS1 M146L、PS1 M233T、PS1 L235P、PS1 K670N、PS1 A246E、PS1 DE9 等 PS1 基因突变的转基因动物模型。

05.224　PS1-M146L/APPswe 转基因小鼠　PS1-M146L/APPswe transgenic mouse

将变异的早老蛋白 1 基因（PS1）M146L 突变和淀粉样前体蛋白基因（APP）K670N 突变基因导入小鼠基因组，形成同时表达早老蛋白 1 突变基因和淀粉样前体蛋白突变基因的阿尔茨海默病动物模型。

05.225　APPswe/PS1ΔE9 转基因小鼠　APPswe/PS1ΔE9 transgenic mouse

同时转入淀粉样前体蛋白基因（APP）K670N 突变基因和早老蛋白 1 基因（PS1）ΔE9 突变基因的转基因小鼠。具有阿尔茨海默病行为特征和老年斑出现早的特点。

05.226 APP23/TNR 转基因小鼠 APP23/TNR transgenic mouse
将 APP23 转基因小鼠与 TNR 敲除小鼠杂交后形成的小鼠。用以研究 TNR 在阿尔茨海默病中的作用。

05.227 APPswe/NOS 转基因小鼠 APPswe/NOS transgenic mouse
转入 APP K670N 突变基因的小鼠与转入 NOS 基因的小鼠杂交后形成的转基因小鼠。用于研究 NOS 在阿尔茨海默病发生、发展中所起的作用。

05.228 载脂蛋白 E 转基因小鼠 apolipoprotein E transgenic mouse
通过转基因技术，将人类载脂蛋白 E 基因转入小鼠基因组，形成表达人类载脂蛋白的转基因小鼠。目前有转载脂蛋白 E_2、载脂蛋白 E_3、载脂蛋白 E_4 等不同的品系。

05.229 载脂蛋白 E 基因敲除小鼠 apolipoprotein E knockout mouse
通过基因打靶技术，将转载脂蛋白 E 基因从动物基因组剔除，形成没有载脂蛋白 E 表达的小鼠。用于研究载脂蛋白 E 的功能及与阿尔茨海默病的关系。

05.230 早老蛋白 1, 2 转基因小鼠 presenilin-1, 2 transgenic mouse
通过转基因技术，将早老蛋白 1 基因和早老蛋白 2 基因同时转入小鼠基因组，形成同时表达人类早老蛋白 1 和早老蛋白 2 的转基因小鼠。

05.231 FTDP-17 转基因小鼠 frontotemporal dementia with Parkinsonism-17 mutant transgenic mouse, FTDP-17 mutant transgenic mouse
转入 17 号染色体连锁的额颞叶痴呆合并相关的帕金森综合征基因突变的小鼠。

05.232 快速衰老小鼠 senescence-accelerated mouse
通过对 AKR/J 自然变异小鼠进行近交培育得到的一种自然快速老化的小鼠。该家族诸多品系中的 SAM P/8 和 SAM P/10 品系表现出明显的学习记忆功能减退，处于一种低紧张、低恐惧感的痴呆状态。

05.233 D-半乳糖诱导的亚急性衰老模型 D-galactose-induced subacute aging model
利用 D-半乳糖诱导的神经毒性作用，处理动物形成的具有学习记忆力减退、行动迟缓和毛发稀疏等老化征象的动物模型。

05.234 冈田酸损害模型 Okadaic acid damage model
用冈田酸选择性抑制丝氨酸/苏氨酸蛋白磷酸酯酶 1A 和 2A，引起大鼠脑内出现类似阿尔茨海默病病理改变的双螺旋丝样的磷酸化 τ 蛋白和 Aβ 蛋白沉积的动物模型。

05.235 BACE/APP/PS1 转基因果蝇 BACE/APP/PS1 transgenic fruit fly
将人类 BACE/APP/PS1 突变基因导入果蝇基因组，形成稳定遗传的、具有阿尔茨海默病行为学特点的果蝇品系。

05.236 转 APP 启动子-GFP 斑马鱼 transgenic APP promoter-GFP zebra fish
将人淀粉样前体蛋白基因（APP）启动子和绿色荧光蛋白报告基因（GFP）表达盒转入斑马鱼基因系统，用分子影像学活体检测绿色荧光蛋白在大脑与脊髓中的动态表达的斑马鱼。用以研究神经发育过程中 APP 基因的作用。

05.237 FTDP-17 转基因秀丽线虫 *FTDP-17 mutant transgenic C.elegans*
转入 17 号染色体连锁的额颞叶痴呆合并相关的帕金森综合征基因突变的秀丽线虫。

05.238 恐惧条件实验 fear conditioning test
基于条件反射原理而建立的实验方法。将单一的中性条件刺激与负性非条件刺激反复关联，中性条件刺激可以使动物产生稳定的条件性恐惧记忆。包括条件性训练、环境相关条件性恐惧测试和线索相关条件性恐惧测试。

05.239 自发活动 spontaneous activity
动物在新的环境中自然产生的动作或行为。包括走动、跑动、搔抓、理毛、嗅探、站立、跳跃等。

05.240 步态 gait
人或动物行走时的姿态。包括肢体协调状态及足迹特征等。步态分析是利用力学及运动学概念，结合人体解剖学和生理学，系统测量、描述人的肢体运动协调状态。不同动物模型的步态在各类疾病中表现为不同的特征，可用于中枢及外周神经系统运动疾病模型评价、相关药效学及神经毒理学研究。

05.241 奇异行为 bizarre behavior
动物不正常或不常见的表现。包括头摇动、重复探索、幻觉、强迫性咬、强迫性舔、自我破坏性咬、直立行走、盘旋、后退、快速转圈、跌撞等。用来研究动物行为的指标。

05.242 触摸逃脱实验 touch-escape test
有意识地触及动物皮肤，使动物发生逃脱行为的实验。用于测试动物感觉特征。

05.243 莫里斯水迷宫 Morris water maze, MWM
使动物游泳，寻找隐藏在水中的平台的一种实验设备。主要用于测试实验动物空间位置感和方向感的学习记忆能力。

05.244 隐藏平台 hidden platform
在水迷宫实验中，位于水平面下，避免动物肉眼可见，用于测试动物空间位置感和方向感的圆形平台。

05.245 可见平台 visible platform
在水迷宫实验中，暴露在水平面上，动物可停在上面休息的平台。

05.246 隐藏平台获得训练 hidden platform acquisition training
用于测试动物在水迷宫中寻找隐藏平台的学习和记忆能力的训练。

05.247 空间探索测试 probe trial testing, special-navigation testing
用于测试动物对平台空间位置准确记忆和记忆保持能力的实验。

05.248 逃避潜伏期 escape latency
又称"学习潜伏期"。动物自进入水迷宫后，寻找并爬上平台所需的时间。

05.249 目标象限 target quadrant
整个水迷宫四个象限中，隐藏平台所在的象限。

05.250 穿越目标次数 target-zone frequency
动物在隐藏平台位置出现的频率。

05.251 目标象限停留时间 target-zone duration
动物在原隐藏平台所在象限停留的时间。

05.252 自发活动开场实验 open field test
又称"旷场实验"。研究实验动物神经精神

变化、进入开阔环境后的各种行为的实验。主要研究啮齿类动物在新异开场环境中的自发活动、探索行为和焦虑状态。常用于一般药理毒理学研究，评价药物对精神神经系统的影响。

05.253　条件性位置偏爱实验　conditioned place preference test, CPP test
将动物置于条件性位置偏爱箱的白色观察区，并给予精神依赖性药物，然后观察动物在条件性位置偏爱箱的黑色区和白色区的活动情况，用于评价药物精神依赖性的实验。可测试动物对特定药物的选择性摄取，或对特定药物存在区域的选择频率。

05.254　穿梭箱实验　shuttle box test
利用穿梭箱检测动物通过学习回避有害刺激能力的实验。常用于学习记忆功能、认知行为的研究。

05.255　T迷宫　T-maze
由两个目标臂和一个与之垂直的同样宽度与高度的主干臂或起始臂组成的T形实验设备。通过动物对T形迷宫两个对称刺激的区别，评价辨识学习的能力。

05.256　Y迷宫　Y-maze
由三个完全相同的臂互相成120°组成的Y形实验设备。用于学习记忆等多项实验研究。

05.257　高架十字迷宫　elevated plus maze
由一对开放臂和一对闭合臂组成的十字形实验设备。利用动物对新异环境的探究特性和对高悬开放臂的恐惧形成矛盾冲突行为来考察动物焦虑状态。

05.258　八臂迷宫　8-arm radial maze
由一个中心区和其周围连接的8条臂组成的实验设备。用于研究动物空间记忆。根据动物的取食或逃避策略，可评价动物的空间记忆能力。

05.259　震惊条件反射实验　acoustic startle response experiment
用于研究动物对突然的强烈刺激发生反应的观察和数据分析的实验。

05.260　转棒疲劳实验　rota rod system
测量动物在转动圆轮上的停留时间的实验。用于疲劳、脑损伤、运动协调、中枢神经抑制和骨骼肌松弛等研究。

05.261　运动探索　locomotion
动物自由活动并对周围环境进行探索的智力活动。

05.262　防御行为　defense
动物任何一种能减少外来伤害的行为。包括动物的逃跑、畏缩、恐吓、顺从行为和直立防御姿势等。可反映动物的应激、焦虑和控制能力。

05.263　抑制性回避　inhibitory-avoidance response, IAR
动物通过学会或避免某种特定的行为而逃避某种讨厌的事情的行为。用于评价抑制模仿活动或学习习惯。

05.264　主动回避实验　active-avoidance test
动物通过对厌恶刺激前的条件刺激做出适当的反应，从而学会控制非条件刺激应用的实验。用于评价动物的非陈述记忆能力。

05.265　巴恩斯迷宫实验　Barnes maze test
用于检测动物的空间参考记忆能力和工作记忆能力的实验。

05.266　斯特鲁普实验　Stroop test
又称"颜色与文字的冲突实验（color word conflict test）"。词的颜色与意义不同时（如绿色的"红"字），测试克服颜色影响、快速读出该词能力的实验。用于评估额叶的抑制功能。

05.267　遗传印迹　gene imprinting
来自亲本的两套基因在通过配子传给下一代时，发生了表观遗传学修饰，使其后代仅表达两个亲本中一方基因的现象。印迹基因的异常可引发多种疾病。印迹基因控制的表型不符合孟德尔自由分配定律。

05.268　β淀粉样蛋白脑微透析　amyloid β-protein brain microdialysis
一种用于观察缓解或消除小分子β淀粉样蛋白神经毒性的实验方法。用探针插入脑中，输入液体，借助半透膜选择性扩散，把较小分子的β淀粉样蛋白从大分子中分离出来的透析过程。

05.269　刚果红　Congo red, CR
二苯基-4,4′-二（偶氮-2-)-1-氨基萘-4-磺酸钠，一种分子为长线状的偶氮染色剂。棕红色粉末。其染色原理为刚果红以氨基和淀粉样物质的羟基结合，而平行地附着到淀粉样物质的纤维上，光镜下淀粉样物质染成红色，而且在偏光显微镜下呈特征性的绿色双折光性，对于诊断和实验研究具有重要意义。应用于淀粉样物质染色，如阿尔茨海默病患者和动物模型脑组织中的老年斑，以及全身性或局部性淀粉样变组织中的淀粉样物质，在肿瘤的诊断与鉴别诊断中，特别是内分泌肿瘤间质内常出现淀粉样物质沉着，如甲状腺髓样癌、胰岛细胞癌、肺小细胞癌等。

05.270　柯胺G　chrysamine G，CG
一种亲脂性的刚果红羧酸衍生物。属生物活性小分子，橙色，固体，溶于二甲基亚砜（DMSO），其溶解度约为 4 mg/ml，$-20°C$ 保存，常以钠盐形式存在。由苯基、羧基分别取代刚果红分子中的萘基和磺酸基团得到，在细胞生物学上常用作指示剂。其亲脂性强，脂溶性大约为刚果红的 100 倍，具有与 β 淀粉样蛋白的结合位点，在体外可与β淀粉样蛋白很好地结合。可在正常小鼠体内穿过血-脑屏障，脑血比值可达 10∶1，并且 10 倍剂量在小鼠体内无急性毒性，因此可通过量化脑内 β 淀粉样蛋白沉积来评估阿尔茨海默病病理学的程度，与刚果红相比，标记阿尔茨海默病患者脑组织切片沉积的颜色较浅。具有抗氧化性，可抑制β淀粉样蛋白的活性，进而可抑制神经元变性，可作为一种治疗试剂。

05.271　硫磺素　thioflavin
黄至黄褐色的粉末，由脱氢硫代甲苯胺与磺酸甲基化产生的化合物染料。用于组织学染色和蛋白质聚合的生物物理研究，也用于细菌的生物物理电生理学研究。有硫磺素 T 和硫磺素 S 两种类型。硫磺素 S 能特异性地与成熟的 β 淀粉样蛋白结合，本身自带绿色荧光，但其不产生特征性的激发和发射光谱，因此产生较高背景的荧光。硫磺素 T 与 β 片层丰富的结构结合，也可用于标记淀粉样结构，但并不具有特异性。二者均只能与淀粉样原纤维结合，而不能与单体结合。

05.272　脑组织间液β淀粉样蛋白半衰期　interstitial fluid amyloid β-protein half-life
脑组织间液中β淀粉样蛋白半数降解所需的时间。可反映β淀粉样蛋白的清除与代谢能力。阿尔茨海默病中脑组织间液β淀粉样蛋白的半衰期明显延长。通常采用微透析技术收集并用酶联免疫吸附测定（ELISA）法检测给予γ分泌酶抑制剂前后不同时间点脑组织间液 β 淀粉样蛋白的浓度，进而可得 β 淀粉样蛋白的时间浓度对数曲线。计算公式是 $t_{1/2} = -0.693/2.3\,a$，式中 a 为脑组织间液β淀粉样蛋白的时间浓度对数曲线的斜率。

06. 治疗与康复

06.01 临床与治疗

06.001　日常生活活动量表　activity of daily living scale

由劳顿（Lawton）等于1969年制定的日常生活活动量表。共有14项，由躯体生活自理量表（physical self-maintenance scale, PSMS）和工具性日常生活活动量表（instrumental activity of daily living scale, IADL）组成。其中PSMS有6项，IADL有8项。

06.002　阿尔茨海默病评定量表–认知部分　Alzheimer's disease assessment scale-cognitive score, ADAS-cog

用于评估阿尔茨海默病患者的记忆障碍、失语、失用和失认等认知功能的量表。共12项。可辅助诊断，亦可评价疾病的进展程度。

06.003　痴呆行为评定量表　behavior rating scale of dementia, BRSD

评定痴呆患者特殊行为症状的非认知评定工具。共51项8个症状因素。

06.004　行为控制障碍量表　behavioral dyscontrol scale, BSF

用来测量阻碍人们社会或自身行为与社会规范的符合和偏差程度的计量方法。

06.005　简明认知评定量表　brief cognitive rating scale, BCRS

评定认知和有关功能的量表。包括记忆、注意、学习等内容，不包括情绪改变如焦虑、抑郁、忧虑和精神病症状。

06.006　普费弗功能活动量表　Pfeffer outpatient disability questionnaire, POD

涉及使用票证、是否记得约定等活动的量表。无任何困难计0分、需要帮助计1分、无法完成计2分，总分≥5分者提示痴呆。

06.007　简易精神状态检查[量表]　mini mental status examination, MMSE

一种用于评定老年人认知功能障碍等级的量表。具有简单、易行、效度较理想等优点。不仅用于临床认知障碍检查，还用于社区人群中痴呆的筛选。

06.008　常识–记忆力–注意力测验　information-memory-concentration test, IMCT

又称"布莱斯德痴呆量表（Blessed dementia rating scale, BDRS）"。由布莱斯德（Blessed）等于1968年编制，一种常用的筛查认知功能障碍的简短测验。主要检查近期记忆、远期记忆和注意力，这些能力常在痴呆早期受累，测验敏感度较好。经改良的中文版共25项，涉及常识、定向、记忆和注意。其中10项与简易精神状态检查量表完全一样。包括时间、地点和常识等项目，评分或按答案合计0～36分，或按正确答题数合计0～24分。

06.009　长谷川痴呆量表　Hasegawa dementia scale, HDS

由日本的长谷川和夫等于1974年编制的筛查认知功能障碍的工具。20世纪80年代初引入中国，因其操作方便，中日两国文化背景相仿，而在中国使用较多。其评分简单，不受文化程度影响。共有11题，其中定向2

题、记忆 4 题、常识 2 题、计算 1 题、数字铭记 1 题、物体命名回忆 1 题。涉及定向、常识、计算、数字记忆、物体命名回忆等。

06.010　痴呆简易筛查量表　brief screening scale for dementia, BSSD

吸取简易精神状态检查量表、常识–记忆力–注意力测验和长谷川痴呆量表的优点而形成的痴呆筛查量表。易于掌握，操作简便，可接受性高。有 30 项，包括常识/图片理解 6 项、短时记忆 3 项、语言理解（指令）3 项、计算/注意 3 项、地点定向 5 项、时间定向 4 项、即刻记忆 3 项、物体命名 3 项。它评分方法简便，每题答对计 1 分，答错计 0 分，总分为 30 分，检查只需 5~10 min。

06.011　总体衰退量表　global deteriorate scale, GDS

评估痴呆患者认知功能和社会生活功能所处阶段的量表。据此区分痴呆的程度等级。

06.012　严重障碍量表　severe impairment battery, SIB

用于评价中度到重度阿尔茨海默病疗效的量表。包括定向、记忆、语言、运用、注意、视知觉、结构、呼名回应和社会交往等测验。

06.013　世界卫生组织老年成套神经心理测验　World Health Organization-battery of cognitive assessment instrument for elderly, WHO-BCAI

由听觉词汇学习、分类、语言、运动、视觉辨认功能、数字连线和结构能力等 7 项分测验构成的心理测验。专门针对老年人编制，难度适中，适用于不同国家和文化背景的老年人。

06.014　乙酰胆碱酯酶　acetylcholinesterase, AChE

一种丝氨酸蛋白酶。能把乙酰胆碱降解为乙酸和胆碱，使乙酰胆碱不能再发挥神经递质作用。主要存在于神经肌肉接头和胆碱能神经的突触部位。属羧酸酯酶家族。

06.015　乙酰胆碱酯酶抑制剂　acetylcholinesterase inhibitor, AChEI

抑制胆碱酯酶活性的一种化学物质。增加神经递质乙酰胆碱的活性水平和延长活性作用的时间。

06.016　肾上腺素　epinephrine, adrenaline

某些中枢神经系统的神经元和肾上腺髓质产生的激素。属于儿茶酚胺的单胺类神经递质。可刺激α和β-肾上腺素能系统，引起全身血管收缩、胃肠道松弛，以及刺激心脏、扩张支气管和脑血管。用于治疗哮喘、心脏衰竭和延缓局部麻醉药物的吸收。

06.017　行走　ambulatory

一种能用双下肢交替向前移动的运动，非卧床的状态。

06.018　抗胆碱药　anticholinergics

在中枢和外周神经系统中的一类对抗神经递质乙酰胆碱活性的化合物或药物。如东莨菪碱丁基溴化物。

06.019　卵磷脂　lecithin

存在于动植物组织及卵黄中的一组油脂性物质。其构成成分包括磷酸、胆碱、脂肪酸、甘油、糖脂、甘油三酸酯及磷脂（如磷脂酰胆碱、磷脂酰乙醇胺和磷脂酰肌醇）。

06.020　磷脂酰丝氨酸　phosphatidylserine

细胞膜的活性物质。主要存在于大脑细胞中。可改善神经细胞功能、提高大脑功能、帮助修复大脑损伤。一般由天然大豆榨油剩余物提取。

06.021 磷脂酰乙醇胺 phosphatidylethanolamine
磷脂质的一种。在生物体内的磷脂中，其含量仅次于卵磷脂。在微生物中通过磷脂酰丝氨酸的脱羧作用形成。在动物中，通过乙醇胺和1,2-甘油二酯反应而生成。

06.022 磷酸胆碱 phosphorylcholine
参与磷脂合成，具有促进脂质代谢和抗脂肪肝作用的有机碱物质。能加速甲基转移，供给活性甲基，促进肝细胞再生。其在体内可合成乙酰胆碱，活化自主神经系统。可分解组胺，使肾组胺酶活性增强，具有解毒作用。

06.023 乙酰胆碱 acetylcholine
传递神经脉冲的神经递质。在胆碱乙酰化酶作用下由胆碱合成而得。主要存在于突触前的胆碱能神经末梢。选择性与乙酰胆碱受体结合，在组织内迅速被胆碱酯酶破坏。

06.024 盐酸乙酰 L-肉碱 acetyl L-carnitine hydrochloride, ALCAR
乙酰基的前体。是脑中乙酰胆碱合成的内源性底物。具有神经保护作用和线粒体保护作用。参与线粒体的能量代谢，增加脑内乙酰胆碱的合成。

06.025 毒扁豆碱 physostigmine
一种生物碱。是非特异性胆碱酯酶抑制剂。存在于非洲西部产的一种豆料植物毒扁豆的种子中。1864年由约布斯特（J. Jobst）和黑塞（O. Hesse）从毒扁豆中获得。具有一定的改善脑血流和阿尔茨海默病患者记忆的作用。有胃肠道不良反应，如恶心、呕吐、出血等。

06.026 他克林 tacrine
作用于中枢的可逆性胆碱酯酶抑制剂。脂溶性高，极易透过血-脑屏障，直接作用于胆碱能毒蕈碱型受体和烟碱型受体。对毒蕈碱型受体的亲和力为对烟碱型受体亲和力的100倍。作用可被阿托品抑制。主要不良反应为肝毒性和胃肠道症状。目前已少用。

06.027 多奈哌齐 donepezil
哌啶衍生物。对乙酰胆碱酯酶的抑制作用强，而对丁酰胆碱酯酶的抑制作用弱的哌啶衍生物。抑制脑组织中胆碱酯酶，但对心肌或小肠平滑肌无作用。最常见的不良反应主要是胆碱能的，包括恶心、腹泻、失眠、呕吐、疲乏和厌食等。

06.028 利凡斯的明 rivastigmine
一种假性非可逆性、选择性胆碱酯酶抑制剂。选择性与乙酰胆碱酯酶结合并使之灭活；选择性作用于中枢神经系统。尤其对皮质和海马乙酰胆碱酯酶的抑制作用强；不依赖肝细胞色素 P450 酶系代谢，对丁酰胆碱酯酶也有抑制作用。有改善认知功能作用。常见的不良反应有与消化道、心血管相关的恶心、呕吐、腹泻、眩晕和头痛、心悸等。

06.029 美曲磷脂 metrifonate
一种长效、不可逆的胆碱酯酶抑制剂。具有改善认知功能的作用并对临床总体状况有改善，但可致神经肌肉功能障碍及呼吸衰竭和死亡。

06.030 石杉碱甲 huperzine A
中国研制的一种天然、可逆性、选择性胆碱酯酶抑制剂。有一定的改善记忆和认知功能作用。可用于治疗老年性痴呆和单纯性记忆障碍。副作用少，但有严重心动过缓及低血压者不宜使用。

06.031 千层塔 serrate clubmoss herb
石杉科石杉属植物蛇足石杉的干燥全草。其中的石杉碱甲和石杉碱乙具有较强的抑制胆碱酯酶活性和提高学习记忆能力作用。

06.032 激动剂 agonist
与受体有亲和力又有内在活性的药物。能与受体结合并激动受体而产生效应。

06.033 乙酰胆碱受体激动剂 acetylcholine receptor agonist
与乙酰胆碱受体结合，有拟胆碱作用，属于拟胆碱药激动剂。乙酰胆碱受体按其对天然生物碱毒蕈碱或烟碱的敏感性不同，分为毒蕈碱受体激动剂和烟碱受体激动剂。

06.034 毒蕈碱受体激动剂 muscarinic receptor agonist
与乙酰胆碱毒蕈碱受体结合，有拟胆碱作用，属于拟胆碱药激动剂。毒蕈碱受体主要分布于额叶皮质和海马，脑内胆碱能神经元的变性使中枢乙酰胆碱的释放明显减少，使毒蕈碱受体处于刺激不足的状态。刺激不足导致认知减退。用激动剂选择性刺激受体能补偿乙酰胆碱的缺乏，对阿尔茨海默病患者有益。可改善认知功能。

06.035 烟碱受体激动剂 nicotine receptor agonist
属于直接作用于胆碱受体的拟胆碱药，产生乙酰胆碱药理作用的激动剂。但其选择性低，有严重的外周副作用，极易引起消化系统和心血管系统的不良反应。

06.036 选择性乙酰胆碱受体激动剂 selective acetylcholine receptor agonist
高选择性的乙酰胆碱受体激动剂。如氨甲酰胆碱，可显著提高乙酰胆碱系统活性，但不能通过血–脑屏障，需脑内注射或在腹壁处放置药泵，故使用受到限制。患者的记忆、情绪、行为、学习和生活自理能力有改善。部分患者有恶心、抑郁表现。

06.037 氨甲酰胆碱 carbacholine
可激动毒蕈碱受体的化合物。对胃肠道和膀胱平滑肌的选择性较强，对心血管系统的作用弱。性质稳定，可以口服，在体内不易被胆碱酯酶灭活，故作用较持久。

06.038 5-羟色胺受体 serotonin receptor
以5-羟色胺为配体的受体。有十几种亚型，其中大多数与不同的G蛋白偶联，少数与离子通道型受体偶联。一个配体可以通过不同的受体亚型启动不同的信号通路，并引发不同的生理反应。在脑内可参与多种生理功能及病理状态的调节，如睡眠、摄食、体温、精神情感调节。5-羟色胺在脑中含量的变化，可影响血–脑屏障通透性变化。

06.039 5-羟色胺受体拮抗剂 serotonin receptor antagonist
通过阻断5-羟色胺与其受体结合而发挥拮抗作用的制剂。

06.040 组胺受体拮抗剂 histamine receptor antagonist
通过阻断组胺与其受体结合而发挥拮抗作用的制剂。广泛用于治疗胃溃疡、十二指肠溃疡、卓–艾综合征、胃食管反流等疾病。

06.041 谷氨酸受体调控 glutamic acid receptor regulation
一种调节和控制谷氨酸受体活性的功能。在阿尔茨海默病的兴奋性毒性机制中，阿尔茨海默病与谷氨酸能神经递质功能障碍相关。若功能过强，则会产生兴奋性毒性，引起神经元死亡。

06.042 谷氨酸受体拮抗剂 glutamic acid receptor antagonist
一类对抗谷氨酸受体活性的制剂。降低由于谷氨酸能过度兴奋所致的毒性作用，同时能影响谷氨酸能所介导的正常的学习记忆功能。

06.043 *N*-甲基-D-天[门]冬氨酸 *N*-methyl-

D-aspartate, NMDA

一种重要的兴奋性氨基酸。其受体在学习记忆、突触可塑性和神经发育中起重要作用。

06.044　*N*-甲基-D-天[门]冬氨酸受体拮抗剂　*N*-methyl- D-aspartate receptor antagonist

一类对抗 *N*-甲基-D-天冬氨酸受体活性的制剂。能阻断长时程增强形成,抑制 *N*-甲基-D-天冬氨酸受体和谷氨酸引起的神经元去极化,降低 *N*-甲基-D-天冬氨酸通道开放频率和时间,减少 Ca^{2+} 内流,防止神经元凋亡。可保护因细胞能量代谢障碍和兴奋性氨基酸毒性所致的脑损伤。

06.045　盐酸美金刚　memantine

学名:1-氨基-3,5-二甲基金刚烷胺盐酸盐。金刚烷胺衍生物。一种电压依赖性、中等程度亲和力的非竞争性 *N*-甲基-D-天冬氨酸受体拮抗剂。具多巴胺效应。临床多应用于中至重度阿尔茨海默病患者。

06.046　脑循环改善剂　cerebral circulation improving agent

改善脑血液循环的制剂。如脑血管扩张作用的制剂。

06.047　吡拉西坦　piracetam

γ-氨基丁酸的衍生物。改善脑缺氧及物理、化学因素所造成的脑损伤。主要用于脑动脉硬化及脑血管意外所致的记忆和思维功能减退的治疗。

06.048　普拉西坦　pramiracetam

吡咯烷酮类脑功能改善剂。用于记忆、语言障碍及老年性痴呆。

06.049　奥拉西坦　oxiracetam

环 3-羟基-4-氨基丁酸的衍生物。可促进磷酰胆碱和磷酰乙醇胺合成,促进脑代谢,易透过血–脑屏障,改善智力和记忆。适用于轻中度血管性痴呆、老年性痴呆及脑外伤等引起的记忆与智力障碍。

06.050　茴拉西坦　aniracetam

脑功能改善剂。易通过血–脑屏障,可改善由各种类型脑缺氧及脑损伤所致的脑功能障碍。

06.051　奈非西坦　nefiracetam

γ-氨基丁酸的环状衍生物。能增强乙酰胆碱、γ-氨基丁酸和单胺类神经递质系统功能,可用于改善痴呆患者的认知功能和某些精神症状。

06.052　盐酸吡硫醇　pyritinol hydrochloride

脑代谢改善药。系维生素 B_6 的衍生物。能促进脑内葡萄糖及氨基酸代谢,用于改善脑外伤后遗症、脑动脉硬化、脑膜炎后遗症等引起的头晕胀痛、失眠、记忆力减退、注意力不集中、情绪变化。

06.053　双氢麦角碱　co-dergocrine

三种麦角碱的双氢衍生物的等量混合物。有较强的α受体阻断作用和中枢交感神经阻断作用。使血管扩张、血压降低、心率变慢,改善寒冷引起的反射性血管收缩。主要用于改善与老龄化有关的精神退化症状和体征,改善急慢性脑血管病后遗留的功能和智力减退。

06.054　都可喜　duxil

一种含阿米三嗪和萝巴新的复方制剂。主要通过阿米三嗪发挥其药理作用。有抗缺氧及改善脑代谢和微循环的作用。

06.055　阿米三嗪　almitrine

作用于颈动脉体化学感受器。兴奋呼吸中枢,增加动脉氧分压和血氧饱和度的制剂。与萝巴新合用,增加脑组织氧含量,改善脑组织对葡萄糖的摄取和利用。

06.056 萝巴新 raubasine
可提高脑血管功能不全者的脑细胞线粒体呼吸功能，增加阿米三嗪作用强度和延长其作用时间的制剂。

06.057 长春西汀 vinpocetine
脑循环代谢改善剂。具有抑制磷酸二酯酶活性及增加血管平滑肌环磷酸鸟苷的作用。增加脑血流量，用于治疗脑栓塞、脑出血后遗症及脑动脉硬化引起的疾病。

06.058 尼莫地平 nimodipine
双氢吡啶类钙通道阻滞剂。选择性作用于脑血管平滑肌，解除脑血管痉挛，适用于脑血管痉挛、蛛网膜下腔出血及脑卒中后引起的缺血性神经损伤。

06.059 尼麦角林 nicergolent
半合成麦角碱衍生物。具有α受体阻滞作用和扩血管作用。可加强脑细胞能量代谢，增加氧和葡萄糖的利用，改善脑功能。临床主要用于治疗脑动脉硬化及脑卒中后遗症。

06.060 抗氧化剂 antioxidant
阻止氧化损害的一类物质。可抑制或延迟底物的氧化，预防自由基活性氧类产生氧化应激损伤。如超氧化物歧化酶、维生素 A、维生素 C、维生素 E、胡萝卜素等。

06.061 神经保护剂 neuroprotectant
一种保护易受损神经元，减轻或阻止疾病进展的神经调节剂。可减少神经元的死亡，常用的神经保护剂包括钙通道阻滞剂、自由基清除剂、谷氨酸拮抗剂、细胞膜稳定剂等。

06.062 褪黑[激]素 melatonin
学名：N-乙酰-5-甲氧色胺。松果体及许多松果腺以外的组织和细胞产生的色氨酸类激素。通过使黑素颗粒凝集而逆转促黑素的变黑效应，其分泌率与环境光照量呈负相关。具有调节睡眠、情绪和对抗氧自由基的作用。

06.063 单胺氧化酶抑制剂 monoamine oxidase inhibitor, MAO
主要通过抑制单胺氧化酶的活性，使突触间介质浓度升高而发挥作用的抑制剂。选择性抑制机体内单胺氧化酶的活性，分为 A 型单胺氧化酶抑制剂（MAO-A）和 B 型单胺氧化酶抑制剂（MAO-B）。

06.064 丙炔苯丙胺 L-deprenyl
选择性 B 型单胺氧化酶抑制剂。抑制多巴胺的再摄取及突触前受体，促进脑内多巴胺的功能。同时还抑制氧化脱氨基，对抗与多巴胺分解代谢有关的氧化应激，减少自由基的产生，并能提高儿茶酚胺的水平。作为左旋多巴/卡比多巴的辅助用药，通过抑制脑内 B 型单胺氧化酶，阻断多巴胺的降解，相对增加多巴胺含量，补充神经元合成多巴胺能力的不足。

06.065 雌激素 estrogen
由脊椎动物的卵巢、睾丸、胎盘或肾上腺皮质所产生的十八碳固醇类激素。绝大部分哺乳动物的主要雌激素是 17β-雌二醇，其他重要的雌激素有雌三醇和雌酮。

06.066 抗炎药 anti-inflammatory drug
用于治疗组织炎症反应的药物。包括甾体抗炎药和非甾体抗炎药两类。

06.067 甾体抗炎药 steroidal anti-inflammatory drug
肾上腺皮质所分泌的糖皮质激素氢化可的松及其人工合成的衍生物。

06.068 非甾体抗炎药 nonsteroidal anti-

inflammatory drug, NSAID
与甾体类激素相比，其化学结构中缺乏甾环的药物。有解热、镇痛和抗炎作用，是治疗风湿性疾病的药物。其种类很多，最常用的有阿司匹林、吲哚美辛、布洛芬、双氯芬酸和舒林酸等。

06.069　阿司匹林　aspirin
应用最广的解热、镇痛和抗炎药物。在体内具有抗凝血作用，能抑制血小板释放和聚集。临床常用于预防心脑血管疾病。

06.070　钙通道阻滞剂　calcium channel blocker
通过阻止钙离子进入细胞内，阻断神经细胞变性过程中随着细胞内钙离子浓度的升高而触发的细胞功能丧失和凋亡所发生作用的制剂。

06.071　钾通道阻滞剂　potassium channel blocker
一类阻挡细胞膜钾离子通道的制剂。钾离子通道是目前发现的亚型最多、作用最复杂的一类离子通道，在非兴奋细胞发育、形态调节、膜电位稳定和细胞分化中起重要作用。钾离子作为细胞内的主要优势阳离子（浓度约为 140 mmol/L），生理浓度的细胞内钾离子是有效的细胞凋亡抑制剂。钾通道阻滞剂在不同的浓度及不同的组织环境下发挥不同的作用。

06.072　神经生长因子　nerve growth factor
一种蛋白质神经营养物质。对中枢和周围神经元的生长、发育、正常状态的维持、损伤后的保护和轴突的有效再生都有作用。在中枢神经系统中，其基本功能是调控神经元的生物化学和形态学的分化。

06.073　免疫法　immunization
采用灭活或毒性很小的菌苗、疫苗、类毒素来激活人体的免疫功能，使人体产生特异性免疫力的方法。

06.074　主动免疫　active immunity
机体对抗原刺激产生特异性应答所建立的免疫功能。

06.075　被动免疫　passive immunity
机体通过获得外源性免疫效应分子（如抗体等）或免疫效应细胞而获得相应的免疫功能。

06.076　兴奋性氨基酸　excitatory amino acid
广泛存在于哺乳类动物中枢神经系统的兴奋性神经递质。参与突触传递，学习记忆形成，也与多种神经变性疾病有关。与其受体（主要是 N-甲基-D-天冬氨酸受体）作用，在学习记忆、突触可塑性和神经发育中发挥重要功能。

06.077　兴奋性氨基酸受体拮抗剂　excitatory amino acid receptor antagonist
通过拮抗兴奋性氨基酸的过度释放来保护神经元的制剂。兴奋性氨基酸过度释放可导致神经元死亡。

06.078　单唾液酸神经节苷脂 GM1　monosialoganglioside GM1
含唾液酸的糖神经鞘脂。存在于哺乳类动物的细胞膜。神经系统中含量尤其丰富，是神经细胞膜的组成成分。在神经发生、生长、分化过程中起重要作用，对损伤后的神经修复也非常重要，具有促进神经再生、轴突生长和突触形成，以及恢复神经支配的功能。可改善神经传导，促进脑电活动及其他神经电生理指标的恢复。具有保护细胞膜、促进细胞膜各种酶活性恢复等作用。

06.079　抗精神病药　antipsychotic drug
主要治疗精神分裂症及其他精神病的药物。

对幻觉、妄想和兴奋躁动等精神症状疗效显著，对思维贫乏、情感淡漠和意志活动缺乏疗效不佳。严重的心、肝、肾疾病患者禁用，老年人和孕妇慎用。

06.080　利培酮　risperidone
苯丙异噁唑衍生物。选择性单胺能拮抗剂，可改善精神分裂症的阳性症状。其引起的运动功能抑制及直立性低血压比经典的抗精神病药少。用于治疗急性和慢性精神分裂症及其他各种精神病的阳性症状（如幻觉、幻想、思维紊乱、敌视、怀疑）和阴性症状（如反应迟钝、情绪淡漠及社交淡漠、少语）。可显著减少痴呆症的精神行为症状，如攻击行为、尖叫、游走、妄想及幻觉。常见不良反应有失眠、焦虑、头痛、头晕和口干。

06.081　奥氮平　olanzapine
属非典型抗精神病药。对多种受体系统具有药理作用，用于精神分裂症及其他有严重阳性症状和（或）阴性症状的精神病的急性期和维持期的治疗，也可缓解精神分裂症及相关疾病的继发性情感症状。不良反应少，很少出现运动障碍，其主要不良反应为嗜睡和体重增加。

06.082　亲和力　affinity
与靶部位（受体或酶）的结合能力。药物与受体结合产生效应不仅要有亲和力，还要有内在活性。两药亲和力相等时其效应强度取决于内在活性强弱，当内在活性相等时则取决于亲和力的大小。

06.083　药物不良反应　adverse drug reaction
在预防、诊断、治疗疾病或调节生理功能的过程中，给予正常用法、用量的药物所出现的任何有害的或与作用目的无关的反应。包括副作用、毒性反应、后遗效应、变态反应、继发反应和特异性反应等。

06.084　双重作用　dual effect
临床用药因药物自身的调节作用、用药时机与剂量大小、机体的病理状态或病种不同等因素所产生的两种效果。

06.085　葡萄糖转运蛋白　glucose transporter
一类镶嵌在细胞膜上转运葡萄糖的载体蛋白。广泛分布于体内各种组织。是一个蛋白家族，包括多种蛋白质，在体内的分布及与葡萄糖分子的亲和力差异显著。

06.086　半衰期　half life
药物在血浆中最高浓度降低一半所需的时间。反映药物在体内消除的速度，表示药物在体内的时间与血药浓度间的关系，是决定给药剂量、次数的主要依据。

06.087　肝毒性　hepatotoxicity
药物在肝脏代谢时，药物本身或其代谢产物对肝脏造成的损害。

06.088　肾脏排泄　renal excretion
除了与血浆蛋白结合的药物外，游离的药物及其代谢物通过肾小球滤过进入肾小管排出体外的过程。尿液的 pH 是影响药物排泄速率的重要因素，在酸性尿液中一般碱性药物排泄较多，而在碱性尿液中酸性药物易于排泄。

06.089　安全性　safety
对药物对机体的不良反应和危害进行监测的评估。分为上市前的评价和上市后的监测两个阶段。两者同等重要。

06.090　耐受性　tolerance
药物常用剂量对机体不再有疗效的现象。其发生的机制可因药物性质的不同而异。其产生的机制有两种：①药物代谢加速，绝大多数由于肝药酶活性增加；②受体数目减少或对药物的亲和力降低。

06.091　毒性　toxicity
药物对机体造成的较严重的功能紊乱和组织病理学改变。

06.092　摄取率　uptake rate
又称"吸收率"。药物最终被机体吸收与机体最初摄入的比率。

06.02　护理与康复

06.093　居家护理　in-home nursing
被护理者大部分时间住在家里接受照顾和治疗的方式。

06.094　跨文化护理　transcultural nursing
根据服务对象的社会环境和文化背景，按照生活方式、信仰、道德、价值取向，提供多层次、多体系、全方位的护理。

06.095　专业护理照料　skilled-nursing care
由训练有素的护理人员提供的治疗、监护、照看等服务。

06.096　亲密性照料　intimate care
涉及身体接触的日常生活照料活动。如帮助患者穿衣、洗澡等。

06.097　临终关怀　hospice care
向临终患者及其家属提供全面的照料的过程。包括生理、心理、社会等方面，使临终患者的生命得到尊重和关爱，在临终时能无痛苦、安宁、舒适地走完人生的最后旅程。

06.098　照料者　caregiver
在医院、家庭、养老院所帮助、照顾身心障碍者的日常生活活动的专业人员或家庭成员、朋友等。

06.099　居家照料者　in-home caregiver
在家庭负责照料痴呆患者日常生活的人。

06.100　护理院照料者　nursing home caregiver
在护理院负责照料痴呆患者的工作人员。一般是经过短期或长期的专业培训，并有一定的执业资格的人员。

06.101　失智照料者　certificated dementia caregiver
从事痴呆患者认知功能维护、促进及功能评估的具有职业资质的人员。

06.102　责任护士　primary nurse
负责固定患者的全部护理工作的人员。

06.103　日间照料中心　day care center
在白天接收特定人群，多由专业人员为某特定人群提供姑息照顾、训练活动、照顾者训练及支持性的机构。

06.104　痴呆护理单元　special dementia care unit
以收治痴呆患者为主的护理部门、区域。

06.105　随访　follow-up
医务人员定期访问患者，了解他们的病情及康复情况，并进行专业指导的过程。

06.106　知情同意　informed consent
在治疗中了解情况的前提下签署同意书的过程。

06.107　调节　adjust
通过反馈改变机体的状态，使机体适应内外环境改变的过程。

06.108　适应　adaptation
机体应对变化而做出调整，以更适于生存的过程。

06.109　回忆　recall
对过去发生的事或物在大脑中再现的过程。

06.110　咨询　counseling
对有问题和受到困扰的个体给予相应的解释与帮助的过程。

06.111　暗示　cue
在沟通中通过语言或非语言的提示表达信息的过程。

06.112　沟通　communication
人与人之间交换意见、观点和情感的过程。

06.113　应对　coping
个体通过改变认知和行为，调整、解决超出个体资源的内部和外部需求的过程。

06.114　应对策略　coping strategy
个体在应对过程中采取的策略。包括以问题为中心的策略和情感为中心的策略。

06.115　行为治疗　behavioral therapy
以减轻或改善不良行为为目标的一类治疗技术。应用学习和适应的现代理论进行行为障碍的治疗。

06.116　行为干预　behavioral intervention
通过控制环境中的诱发因素，使个体行为增加、减少或消除的一种方法。

06.117　环境干预　environmental intervention
通过改变个体外部的物理和社会环境，以促进个体内在变化的过程。

06.118　非语言行为　non-verbal behavior
不用言语的动作。包括面部表情、身体姿势、手势、目光交流、触摸、互动时的空间距离等，可独立存在，也可伴随语言性行为而发生。

06.119　身体语言　body language
通过身体活动、姿势、手势、面部表情等表达思想的非语言方式。

06.120　手语　hand language
一种特有的借助手势表达语言的方式。

06.121　情感性触摸　affective touch
一种非语言沟通方式。包括为执行某项活动必需的身体接触（如协助更衣、洗澡等）及自发性和情感性的触摸（如谈话时握着对方的手、揽着对方的肩膀等）。

06.122　昼夜节律　circadian rhythm
又称"近日节律"。生命活动以 24 h 左右为周期的变动。如人和动物的摄食、躯体活动、睡眠和觉醒等行为的节律。

06.123　卧床并发症　complication of bed rest
因长期卧床引起的病症。如肺炎、泌尿系统感染、压疮、肌肉萎缩等。

06.124　压疮　pressure sore
局部组织持续受压，血液循环障碍，局部持续缺血、缺氧、营养不良而致的软组织溃烂和坏死的病理状态。多由长期卧床引起。

06.125　疲乏　tiredness
活动量比正常情况少时仍然产生的使人不适的疲劳感觉。

06.126　意识丧失　unconsciousness
无知觉的状态。对任何刺激无感觉的昏迷状态。

06.127 伦理　ethics
从价值和信念体系中产生并涉及权利和义务的道德规范。

06.128 情感表达　expressed emotion
对他人表达出批评或过分关注等情绪的过程。

06.129 面部表情　facial expression
由人面部的一个或多个肌肉的运动所形成的动作或状态。非语言交际的一种形式。情感情绪变化在面部可观察到的表现。这些运动表达个体对观察者的情绪状态是表达人类之间的社会信息的主要手段，也发生在大多数其他哺乳动物和其他一些动物中。

06.130 日落综合征　sundown syndrome
在下午、傍晚或晚上出现的一类症状。表现为定向力障碍、意识混乱、激越、坐立不安、徘徊、焦虑加重等。

06.131 管饲饮食　tube feeding
通过导管为不能经口进食或拒绝进食的患者供给营养丰富的流质的过程。以保证患者所需的营养物质和水分。

06.132 错认　misidentification
一种歪曲的信念。如错认为照顾者是医生。

06.133 情绪异常　emotional disorder
偏离正常状态的情绪体验。

06.134 消极态度　passive attitude
对待人或物不积极，认为什么都不正确，表现为拒绝做事情、拒绝照顾、不合作等态度。

06.135 镇静剂　neuroleptics
能使过度兴奋的大脑恢复到正常水平的一类药物。大剂量时可引起睡眠。

06.136 客观负担　objective burden
为满足患者需求而付出的时间和精力及因照顾患者而导致的结果。如家庭社会关系被打乱、工作及娱乐活动中断等。

06.137 主观负担　subjective burden
照料者在应对照料有关的客观压力时的情感体验。如忧虑、压抑、羞愧、自责等。

06.138 观察　observation
细察事物的现象、动向，是一种有目的、有计划、比较持久的活动。

06.139 过度活跃　over activity
活动过多的病理状态。表现为不停顿地活动、动作速度加快、过度兴奋等。

06.140 患者依从性　patient compliance
患者能按照医务人员的要求服药和治疗的行为特点。

06.141 患者参与　patient participation
让患者了解健康问题，加入制定护理措施的过程。

06.142 人际关系　personal relationship
人与人之间的相互关联和联系。

06.143 躯体约束　physical restraint
使用约束带等物理方法对患者手腕、肢体等躯体部位的活动进行限制的过程。

06.144 躯体自理能力　physical self-maintenance
患者自己照料自己日常生活的基本功能。包括进食、洗漱、上厕所、洗澡、穿衣、行走等维持生存每天所必须进行的活动。

06.145 病前生活方式　premorbid life-style
患者患病前的生活方式。

06.146 心理分析 psychoanalysis
一种治疗精神症状的方法。通过回忆已遗忘的情绪经历和帮助患者重新调节对这些经历的态度，以达到治疗的目的。

06.147 身心疾病 psychosomatic
由于情绪因素引起身体症状的疾病。

06.148 心理治疗 psychotherapy
应用心理学的原则和技巧，通过治疗者的言语或非言语的沟通方式对患者施加影响，以改善患者的心理状态和行为方式，从而减轻症状和提高治疗效果的过程。

06.149 支持性心理治疗 supportive psychotherapy
心理治疗的基本技术。能使患者增强安全感，减少焦虑和不安。最常用的方法有解释、鼓励、安慰、保证、暗示等。

06.150 生活质量 quality of life, QoL
个体在生理、心理、社会功能方面的状态和水平。

06.151 现实定向 reality orientation
通过外部辅助手段，如照片、报纸、日历、卡片及患者熟悉的物体等，强化患者对时间、地点和人物的定向过程。

06.152 多种感觉刺激 multi-sensory stimulation
两种或以上感觉信号从外周向中枢传导的过程。

06.153 听觉刺激 auditory stimulation
将音乐或环境中的声音扩音后组成的各种声音刺激。

06.154 音乐治疗 music therapy
以乐曲来改变行为和心理状态的治疗方法。

06.155 娱乐治疗 recreational therapy
通过让患者参加适当的文娱活动以促进身体康复的治疗方法。

06.156 明亮光治疗 bright light therapy
用强光照射患者，舒缓患者的失眠和焦虑症状的治疗方法。

06.157 按摩 massage
一种通过揉、捏、摩擦、敲击或拍打软组织，以促进血液循环，使人全身放松的治疗方法。

06.158 感觉刺激和运动整合 sensory stimulation and motor integration
同时给予前庭、肌肉、关节、皮肤，以及视、听、嗅觉等多种刺激，并将这些刺激与运动相结合，产生感觉运动整合，以促进脑功能改善的过程。

06.159 缅怀活动 reminiscence
利用居住地的照片、个人照片、旧杂志或报纸、老歌曲、熟悉的物品等，帮助患者回忆过去的事情的治疗过程。

06.160 模拟存在治疗 simulated presence therapy
通过磁带、电话谈话的方式将患者与家人在一起时的某些回忆展现给患者，模仿亲属存在的治疗方式。

06.161 日常生活活动指数 activity of daily living index, ADL index
定量评价完成各项日常生活能力的标准化方法。可用于评定疗效和估计预后。

06.162 日常生活活动 activity of daily living, ADL
人类为了独立生活而每天必须反复进行的最基本、最有共同性的动作群。狭义上包括进餐、穿衣、洗澡、大小便控制和行走等基本的动作与技巧。广义上是指除基本日常生活活动外，在家庭、社交、经济和职业等方面合理安排自己生活方式的能力。包括基本日常生活活动和工具性日常生活活动。

06.163　基本日常生活活动　basic activity of daily living, BADL

满足日常生活中衣食住行和个人卫生所需要的一种最基本的、最具有共同性的活动。

06.164　工具性日常生活活动　instrumental activity of daily living, IADL

需借助一些小的工具才能完成的各种日常活动。如打电话、购物、做家务和使用交通工具等。

06.165　日常生活活动训练　training of activity of daily living, training of ADL

以改善或恢复日常生活活动能力为目的而进行的有针对性的各项训练。

06.166　有氧耐力活动　aerobic endurance activity

由大肌群参与、中等强度、有规律的周期性活动。可提高运动时有氧供能能力，改善新陈代谢，增强全身耐力和心肺功能。

06.167　认知康复　cognitive rehabilitation

结合临床神经心理学、康复学及行为与认知训练，以重建或恢复患者现实认知功能的治疗方法。

06.168　运动和程序技能评定　assessment of motor and process skill, AMPS

评估身体活动和按规则或操作程序完成身体技巧任务的能力。

06.169　注意水平　attention level

个体对特定作业给予了多少注意或被某一刺激吸引到多大程度的水平。

06.170　注意广度　attention span

同一时间内个体能够清楚觉察或知觉的客体数量。

06.171　听觉广度　auditory span

对短暂呈现的听觉刺激信息所能理解和知觉的最大限量。

06.172　记忆广度　memory span

能记住一次呈现的独立事物的最大数量。是短时记忆容量的测量指标。

06.173　记忆术　mnemonics

又称"助忆法"。通过关联识记材料以帮助记忆的方法。其中较特殊的"地点法"：按自己熟悉的环境组织待识记的材料。

06.174　自传体记忆访谈　autobiographical memory interview

以口头叙述的形式与调查者进行信息交流的方式。讲述其在日常生活中对自身经历事件的记忆。

06.175　平衡训练　balance training

提高坐、站和行动时平衡能力的训练方法。

06.176　双手协调　bi-manual coordination

一种需要同时运用双臂在相同或不同空间或时间上进行操作的运动技能。

06.177　大脑生物钟　biological clock of the brain

又称"内生钟（endogenous clock）"。把环境因素与机体新陈代谢等活动联系起来而实现调节人体内各器官固有生物节律的中枢神经功能。

06.178　交流困难　communication difficulty
信息从发送者到接收者的过程发生障碍。不能正确发送信息或正确理解他人发出的信息并做出相应的反应。

06.179　强握　compulsive grasping
由于对随意运动失去控制能力，当物体触及病灶对侧手指和手掌时，会引起手指屈曲并紧紧抓住物体不放的病理状态。多见于额叶损伤。

06.180　肌力训练　strength training
通过系统地进行主动或被动活动，使肌肉收缩力量增强且机体能够适应的各种方法。

06.181　技能学习　skill learning
在练习的基础上形成的，按某种规则或操作程序顺利完成某种智力任务或身体协调任务的能力。

06.182　大肌肉群动作技能　gross motor skill, GMS
需要大肌肉群参与操作才能实现目标的技巧性活动。

06.183　问题解决技能　problem-solving skill
个体在新的情境下根据获得的有关知识对新问题采用新策略寻求答案的心理活动。

06.184　自我维护技能　self-maintenance skill
通过建立积极的自我概念，改善人际关系，增加社会支持，改变对生活压力的看法并掌握应对压力的技能。

06.185　视觉空间技能损害　impairment of vision-spatial skill
由于对视觉获得的信息缺乏正确的识别和分析能力，造成对物体在空间的定位、定向、立体感及相互间方位等特性的认知障碍。

06.186　智力训练　mental discipline
根据病情和文化程度，记忆背诵难易程度不同的由数字或事情编成的顺口溜，以增强记忆和开阔思维的训练。

06.187　精神健康机构　mental health institution
开展心理健康教育、心理咨询和心理危机干预，宣传精神卫生知识，提高人们的心理健康意识，减轻精神疾病的场所。

06.188　精神激励　mental stimulation, MS
非工作任务本身直接获得的报酬，而是需较长时间才能产生的可提高效率并持久存在的内在心理激励。

06.189　轻微脑功能失调　minimal brain dysfunction
描述智力正常儿童脑功能轻微损害，年幼儿童的各种认知和情感的轻度行为变化，可影响行为能力。

06.190　物体回忆训练　object recall training
通过对相关物体进行回忆来激发远期记忆的一种训练。可改善痴呆症状。

06.191　进行性智力丧失　progressive intellectual loss
个体有意识地以思维活动来适应环境的一般能力的明显衰退或缺失的病理状态。

06.192　本体感觉　proprioception
由肌肉、肌腱和关节感知的身体活动方向、位置、空间定位和速度等特征信息的过程。

06.193　重复启动　repetition priming
在两个相邻刺激中，前一个刺激对后续刺激的加工有促进作用的现象。常表现为反应时间缩短。

06.194 再现性记忆　reproductive memory
通过再现以往的刺激使大脑对信息持久储存的记忆过程。

06.195 设置转换　set-shifting
在符合形式逻辑的前提下，一个命题或符号被另一命题或符号所替换的过程。

06.196 社会人口统计数据因素　sociodemographic factor
人口性别构成、年龄构成、文化构成、行业与职业构成和民族构成等因素。

06.197 任务分析　task analysis
对某项具体工作任务进行细致研究，将其分解成各项子任务，确定完成任务所必需的知识、技能等要素，并规定子任务质与量标准的分析过程。

06.198 辅助生活设施　assisted-living facility, ALF
为残疾人士提供的辅导或协助，除日常生活活动的协调服务以外的设备和措施。包括卫生保健提供者和居民活动的监测，以帮助确保他们的健康和安全。援助可能包括药物和个人护理服务，由经过培训的人员提供的管理、监督和帮助。

英汉索引

A

Aβ β淀粉样蛋白 03.002
AACD 年龄相关认知功能衰退 04.107
ability of memory 记忆力 4.098
ability to learn 学习能力 04.177
absolute refractory period 绝对不应期 05.129
abstract thinking 抽象思维 04.170
abulia 意志缺失 04.210
acalculia 失算症，*计算障碍 04.110
access resistance 接入电阻，*接触电阻，*通路电阻 05.157
acetylcholine 乙酰胆碱 06.023
acetylcholine receptor agonist 乙酰胆碱受体激动剂 06.033
acetylcholinesterase 乙酰胆碱酯酶 06.014
acetylcholinesterase inhibitor 乙酰胆碱酯酶抑制剂 06.015
acetyl L-carnitine hydrochloride 盐酸乙酰 L-肉碱 06.024
AChE 乙酰胆碱酯酶 06.014
AChEI 乙酰胆碱酯酶抑制剂 06.015
acoustic startle response experiment 震惊条件反射实验 05.259
acquired immunodeficiency syndrome dementia complex 艾滋病痴呆综合征 01.019
ACS 急性精神错乱状态 04.006
action potential 动作电位 05.116
activation 激活 05.070
active-avoidance test 主动回避实验 05.264
active immunity 主动免疫 06.074
activity of daily living 日常生活活动 06.162
activity of daily living index 日常生活活动指数 06.161
activity of daily living scale 日常生活活动量表 06.001
acute confusional state 急性精神错乱状态 04.006
AD 阿尔茨海默病 01.001

adaptation 适应 06.108
ADAS-cog 阿尔茨海默病评定量表–认知部分 06.002
ADDL 淀粉样蛋白衍化的弥散性配体 03.017
adjust 调节 06.107
ADL 日常生活活动 06.162
ADL index 日常生活活动指数 06.161
adrenaline 肾上腺素 06.016
adrenoleukodystrophy 肾上腺脑白质营养不良 03.092
advanced plasticity 高级可塑性 05.195
adverse drug reaction 药物不良反应 06.083
aerobic endurance activity 有氧耐力活动 06.166
affect 情感 04.191
affective disorder 情感障碍 04.192
affective touch 情感性触摸 06.121
afferent neuron *传入神经元 02.007
affinity 亲和力 06.082
AFNI 神经影像功能分析 05.051
after potential 后电位 05.125
age-associated cognitive decline 年龄相关认知功能衰退 04.107
age-relational cognitive decline 年龄相关认知功能衰退 04.107
aggressive behavior 攻击行为 04.015
agitated behavior 激越行为 04.014
agitation 激越 04.204
agnosia 失认[症] 04.111
agonist 激动剂 06.032
agraphia 失写[症] 04.119
AIDS dementia complex 艾滋病痴呆综合征 01.019
aimless walking 无目的走动 04.023
ALCAR 盐酸乙酰 L-肉碱 06.024
alcoholic dementia 酒精性痴呆，*酒精性慢性脑症状群，*慢性酒精性精神病 01.026
alexia 失读[症] 04.118

ALF 辅助生活设施 06.198
allocortex 异型皮质 02.039
almitrine 阿米三嗪 06.055
alternating current noise interference 交流噪声干扰 05.167
Alzheimer's disease 阿尔茨海默病 01.001
Alzheimer's disease assessment scale-cognitive score 阿尔茨海默病评定量表–认知部分 06.002
ambulatory 行走 06.017
amentia 智力缺陷 04.160
α-amino-3-hydroxy-5-methyl-4- isoxazolepropionic acid receptor α-氨基-3-羟基-5-甲基-4-异噁唑受体 03.021
Ammon's horn *阿蒙角 02.074
amnesia 遗忘[症] 04.089
amnesic apraxia 遗忘性失用 04.123
AMPAR α-氨基-3-羟基-5-甲基-4-异噁唑受体 03.021
amplitude response curve 幅度相应曲线 05.174
AMPS 运动和程序技能评定 06.168
amygdala 杏仁核 02.085
amygdaloid complex *杏仁[复合]体 02.085
amygdaloid nucleus 杏仁核 02.085
amyloid-derived diffusible legend 淀粉样蛋白衍化的弥散性配体 03.017
amyloidosis 淀粉样变 03.015
amyloid plaque 淀粉样斑 03.049
amyloid precursor protein 淀粉样前体蛋白 03.001
amyloid precursor protein mutation 淀粉样前体蛋白基因突变 03.018
amyloid β-protein brain microdialysis β淀粉样蛋白脑微透析 05.268
amyloid β-protein β淀粉样蛋白 03.002
analysis of functional neuro-image 神经影像功能分析 05.051
angular frequency of signal bandwidth *信号带宽的角频率 05.173
anhedonia 兴趣缺失 04.031
animal model 动物模型 05.206
animal model of Alzheimer's disease 阿尔茨海默病动物模型 05.212
animal model of disease 疾病动物模型 05.207
aniracetam 茴拉西坦 06.050
anisotropy 各向异性 05.026

anomia 命名障碍 04.144
anomic aphasia 命名性失语 04.143
anorexia 厌食[症] 04.240
anterior commissure 前连合 02.121
anterior horn 前角 02.095
anterior nuclear group of thalamus 丘脑前核群 02.132
anterior perforated substance 前穿质 02.082
anterograde amnesia 顺行性遗忘 04.090
anticholinergics 抗胆碱药 06.018
anti-inflammatory drug 抗炎药 06.066
antioxidant 抗氧化剂 06.060
antipsychotic drug 抗精神病药 06.079
anxiety 焦虑 04.202
Aβ-oligomer Aβ寡聚体 03.014
apathy 情感淡漠 04.193
aphasia 失语[症] 04.139
ApoE 载脂蛋白E 03.008
apolipoprotein E 载脂蛋白E 03.008
apolipoprotein E knockout mouse 载脂蛋白E基因敲除小鼠 05.229
apolipoprotein E transgenic mouse 载脂蛋白E转基因小鼠 05.228
APP 淀粉样前体蛋白 03.001
APP gene knockin animal model APP基因敲入动物模型 05.221
APP gene knockout animal model APP基因敲除动物模型 05.220
APPswe/NOS transgenic mouse APPswe/NOS转基因小鼠 05.227
APPswe/PS1ΔE9 transgenic mouse APPswe/PS1ΔE9转基因小鼠 05.225
APP23/TNR transgenic mouse APP23/TNR转基因小鼠 05.226
APP transgenic animal model APP转基因动物模型 05.219
APP transgenic rat APP转基因大鼠 05.222
apraxia 失用[症] 04.120
arachnoidea 蛛网膜 02.152
arachnoid mater 蛛网膜 02.152
ARCD 年龄相关认知功能衰退 04.107
archicortex 古皮质,*原皮质 02.040
area postrema 最后区 02.161
argyrophilic grain disease 嗜银颗粒病 03.077

8-arm radial maze　八臂迷宫　05.258
arteriolosclerosis　小动脉硬化　03.057
artificial neuronal network　人工神经网络　05.075
aspirin　阿司匹林　06.069
assessment of motor and process skill　运动和程序技能评定　06.168
assisted-living facility　辅助生活设施　06.198
association cortex　联络皮质　02.037
association fiber　联络纤维　02.110
astrocyte　星形胶质细胞　02.017
ataxia　共济失调　04.126
atherosclerosis　动脉粥样硬化　03.058
attention　注意　04.212
attention disorder　注意障碍　04.223
attention level　注意水平　06.169
attention span　注意广度　06.170
auditory agnosia　听觉失认　04.113
auditory cortex　听皮质　02.055
auditory hallucination　幻听　04.044
auditory span　听觉广度　06.171
auditory stimulation　听觉刺激　06.153
autobiographical memory　自传体记忆　04.076
autobiographical memory interview　自传体记忆访谈　06.174
automated segment　自动分割　05.057
automatic processing　自动加工　04.218
axonal terminal　轴突终末　02.012
axoplasmic transport　轴浆转运　02.013

B

BACE/ APP/ PS1 transgenic fruit fly　BACE/APP/PS1转基因果蝇　05.235
BADL　基本日常生活活动　06.163
balance training　平衡训练　06.175
ballooned neuron　气球样神经元　03.084
band-pass filter　带通滤波器　05.180
band-stop filter　带阻滤波器　05.179
Barnes maze test　巴恩斯迷宫实验　05.265
basal ganglia　基底节　02.086
basal nuclei　基底核　02.103
basal nucleus of Meynert　迈纳特基底核　02.104
basic activity of daily living　基本日常生活活动　06.163
BBB　血-脑屏障　02.154
BCRS　简明认知评定量表　06.005
BDRS　*布莱斯德痴呆量表　06.008
behavioral and psychological symptom of dementia　痴呆的行为精神症状　04.003
behavioral disorder　行为障碍　04.231
behavioral dyscontrol scale　行为控制障碍量表　06.004
behavioral intervention　行为干预　06.116
behavioral therapy　行为治疗　06.115
behavior rating scale of dementia　痴呆行为评定量表　06.003
benign senescent forgetfulness　良性老年性健忘　04.095
bi-manual coordination　双手协调　06.176
Binswanger disease　宾斯旺格病　01.017
biological clock of the brain　大脑生物钟　06.177
bizarre behavior　奇异行为　05.241
Blessed dementia rating scale　*布莱斯德痴呆量表　06.008
block design　组块设计　05.076
blood-brain barrier　血-脑屏障　02.154
blood-cerebrospinal fluid barrier　血-脑脊液屏障　02.155
blood oxygenation level dependent　血氧水平依赖　05.028
body language　身体语言　06.119
body-sensory hallucination　本体幻觉　04.049
BOLD　血氧水平依赖　05.028
BPSD　痴呆的行为精神症状　04.003
bradykinesia　运动徐缓　04.127
brain hemorrhage　脑出血　03.059
brain stem　脑干　02.028
brain stem reticular formation　脑干网状结构　02.147
brief cognitive rating scale　简明认知评定量表　06.005
brief screening scale for dementia　痴呆简易筛查量表　06.010
bright light therapy　明亮光治疗　06.156
Broca's aphasia　*布罗卡失语　04.141
BRSD　痴呆行为评定量表　06.003
BSF　良性老年性健忘　04.095
BSF　行为控制障碍量表　06.004

BSSD 痴呆简易筛查量表 06.010
bulb of posterior horn 后角球 02.099
bulimia 贪食[症] 04.241

C

CADASIL 皮质下梗死伴白质脑病的常染色体显性遗传性脑动脉病 01.018
calcar avis 禽距 02.098
calcium channel blocker 钙通道阻滞剂 06.070
calculation 计算力 04.109
calpain 钙蛋白酶 03.034
carbacholine 氨甲酰胆碱 06.037
carbon-fiber electrode 碳纤电极 05.108
caregiver 照料者 06.098
cataphasia 重复言语 04.134
catastrophic reaction 灾难性反应 04.025
category fluency 范畴流利性 04.148
category-specific deficit 范畴特异性损伤 04.149
caudate nucleus 尾状核 02.088
CBF 脑血流量 05.021
CBV 脑血容量 05.019
cell-attached recording 细胞贴附记录模式 05.102
CE-MRA 对比增强磁共振血管成像 05.035
central part 中央部 02.094
cerebellum 小脑 02.027
cerebral amyloid angiopathy 脑淀粉样血管病 03.060
cerebral atrophy 脑萎缩 03.062
cerebral autosomal dominant arteriopathy with subcortical infarct and leukoencephalopathy 皮质下梗死伴白质脑病的常染色体显性遗传性脑动脉病 01.018
cerebral blood flow 脑血流量 05.021
cerebral blood volume 脑血容量 05.019
cerebral circulation improving agent 脑循环改善剂 06.046
cerebral cortex 大脑皮质，*大脑皮层 02.036
cerebral dura mater 硬脑膜 02.148
cerebral edema 脑水肿 03.063
cerebral falx 大脑镰 02.149
cerebral hemisphere 大脑半球 02.026
cerebral lobe 大脑叶 02.042
cerebral radionuclide angiography 放射性核素脑血管显像 05.044
cerebral radionuclide imaging 放射性核素脑显像 05.043
cerebral spinal fluid radionuclide imaging 放射性核素脑脊液显像 05.045
cerebrum 大脑 02.025
certificated dementia caregiver 失智照料者 06.101
CFE 碳纤电极 05.108
CG 柯胺G 05.270
channel deactivation 通道去激活 05.188
channel deinactivation 通道去失活 05.187
chemical shift imaging 化学位移成像 05.031
cholinergic neuron 胆碱能神经元 02.004
choroid fissure 脉络裂 02.101
chrysamine G 柯胺G 05.270
CIND 非痴呆认知损害 04.108
cingulate gyrus 扣带回 02.067
cingulum 扣带 02.114
circadian rhythm 昼夜节律，*近日节律 06.122
circadian rhythm abnormality 昼夜节律障碍 04.237
circumstantiality 病理性赘述 04.180
circumventricular organ 脑室周围器 02.157
clouded consciousness 意识混浊 04.227
co-dergocrine 双氢麦角碱 06.053
cognition 认知 04.099
cognitive ability 认知能力 04.101
cognitive disorder 认知障碍 04.106
cognitive impairment-no dementia 非痴呆认知损害 04.108
cognitive intervention 认知干预 04.105
cognitive process 认知过程 04.100
cognitive rehabilitation 认知康复 06.167
coherent thinking 连贯思维 04.169
collateral eminence 侧副隆起 02.100
collateral sulcus 侧副沟 02.071
color word conflict test *颜色与文字的冲突实验 05.266
command voltage 命令电压 05.132
commissural fiber 连合纤维 02.108
communication 沟通 06.112
communication difficulty 交流困难 06.178
complication of bed rest 卧床并发症 06.123
compulsive grasping 强握 06.179
computer tomographic angiography 计算机体层摄影

血管造影 05.038
concept formation 概念形成 04.175
conditioned place preference test 条件性位置偏爱实验 05.253
conductance 电导 05.152
conduction aphasia 传导性失语，*关联性失语 04.142
confabulation 虚构症 04.087
confusion of consciousness 意识模糊 04.226
Congo red 刚果红 05.269
consciousness 意识 04.224
constructional agnosia 结构性失认 04.117
constructional apraxia 结构性失用 04.122
constructional disorder *结构障碍 04.117
constructional praxis 结构应用 04.121
contrast enhanced magnetic resonance angiography 对比增强磁共振血管成像 05.035
controlled processing 控制加工 04.219
convergent thinking 聚合思维，*辐合思维 04.173
conversational analysis 会话分析 04.152
conversational repair 会话修正 04.153
coping 应对 06.113
coping strategy 应对策略 06.114
corpus callosum 胼胝体 02.116

corpus striatum 纹状体 02.087
cortex striatal-spinal degeneration *皮质-纹状体-脊髓变性 03.047
cortical dementia 皮质性痴呆 01.021
corticobasal degeneration 皮质基底节变性 03.067
counseling 咨询 06.110
covert attention 内隐注意 04.222
CPP test 条件性位置偏爱实验 05.253
CR 刚果红 05.269
creatine 肌酸 05.085
Creutzfeldt-Jakob disease 克罗伊茨费尔特-雅各布病 03.047
crus anterior *前肢 02.119
crus posterior *后肢 02.119
CSI 化学位移成像 05.031
CTA 计算机体层摄影血管造影 05.038
cue 暗示 06.111
cuneus 楔叶 02.058
current clamp 电流钳 05.099
current-voltage curve of ion channel 离子通道电流-电压曲线 05.185
cutoff frequency *截止频率 05.173
CVO 脑室周围器 02.157
cytoskeleton 细胞骨架 02.020

D

day care center 日间照料中心 06.103
−3dB frequency −3dB 频率 05.173
deactivation 负激活 05.071
decay 衰减 05.175
decision making 决策 04.163
declarative memory 陈述记忆 04.072
default mode network 默认网络 05.069
defense 防御行为 05.262
deformation 变形 05.096
delirium 谵妄 04.039
delusion 妄想 04.050
delusion of being stolen 被窃妄想 04.052
delusion of grandeur 夸大妄想 04.054
delusion of guilt 罪恶妄想 04.055
delusion of persecution 被害妄想 04.051
delusion of reference 关系妄想 04.053
dementia 痴呆 01.005
dementia with Lewy body 路易体痴呆 01.009

demyelination 脱髓鞘 03.068
dendritic spine 树突棘 02.015
dendritic tree 树突树 02.014
dentate gyrus 齿状回 02.075
depersonalization 人格解体 04.029
depolarization 去极化 05.115
depolarization current 去极化电流 05.148
depression 抑郁 04.203
depressive pseudodementia 抑郁性假性痴呆 04.036
desensitization 失敏 05.189
deviation 移位 05.092
D-galactose-induced subacute aging model D-半乳糖诱导的亚急性衰老模型 05.233
diagonal band 斜角带 02.083
dielectric noise 介质噪声 05.166
diencephalon 间脑 02.031
diffuse plaque 弥散斑 03.051
diffusion sensitizing gradient 弥散敏感梯度 05.012

diffusion tensor tractography 弥散张量纤维束成像 05.014
diffusion weighted imaging 弥散加权成像 05.013
digital to analog converter 数模转换器 05.171
dilatation 扩张 05.089
disorder of consciousness 意识障碍 04.225
disorder of thinking form 思维形式障碍 04.179
disorientation 定向力障碍 04.026
displacement current *位移电流 05.143
distributed capacitance 分布电容 05.159
divergent thinking 发散思维，*辐射思维 04.172
divided attention 分配性注意 04.214
DLB 路易体痴呆 01.009
donepezil 多奈哌齐 06.027
dorsal thalamus *背侧丘脑 02.130
Down syndrome 唐氏综合征 01.020
DSC-PWI 动态磁敏感对比灌注加权成像 05.016
dual effect 双重作用 06.084
duxil 都可喜 06.054
DWI 弥散加权成像 05.013
dynamic susceptibility contrast perfusion weighted imaging 动态磁敏感对比灌注加权成像 05.016
dysarthria 构音障碍 04.154
dysbasia 行走障碍 04.229
dyschronism 定时障碍 04.232
dyskinesia 运动障碍 04.230
dyslexia 阅读障碍 04.146
dysmyelination 髓鞘发育不良 03.069
dysorexia 食欲障碍 04.239
dysphasia 言语障碍 04.132
dyspraxia 运动障碍 04.230
dysprosody 言语声律障碍，*言语韵律障碍 04.133

E

echophrasia 模仿言语 04.135
ecmnesia 近事遗忘 04.094
EEG 脑电图 05.039
efferent neuron *传出神经元 02.008
electrode potential 电极电位 05.136
electroencephalograhpy 脑电图 05.039
electromagnetic interference 电磁干扰 05.168
electrotonic potential 电紧张电位 05.118
elevated plus maze 高架十字迷宫 05.257
emotion 情绪 04.186
emotional bias 情绪偏离 04.190
emotional disorder 情绪异常 06.133
emotional fragility 情感脆弱 04.194
emotional instability 情绪不稳 04.189
emotional stability 情绪稳定性 04.188
endbrain 端脑 02.030
endogenous attention 内源性注意 04.216
endogenous clock *内生钟 06.177
end-plate potential 终板电位 05.201
end-stage plaque 终末斑，*燃尽斑 03.052
entorhinal area 内嗅区 02.072
entorhinal cortex *内嗅皮质 02.072
environmental intervention 环境干预 06.117
epinephrine 肾上腺素 06.016
episodic memory 情景记忆 04.067
epithalamus 上丘脑 02.122
EPP 终板电位 05.201
EPSP 兴奋性突触后电位 05.198
equilibrium potential 平衡电位 05.131
escape latency 逃避潜伏期，*学习潜伏期 05.248
estrogen 雌激素 06.065
ethics 伦理 06.127
euphoria 欣快 04.201
event-related design 事件相关设计 05.077
evoked potential 诱发电位 05.204
exchange current 交换电流 05.142
excitability 兴奋性 05.112
excitation 兴奋 05.111
excitatory amino acid 兴奋性氨基酸 06.076
excitatory amino acid receptor antagonist 兴奋性氨基酸受体拮抗剂 06.077
excitatory postsynaptic potential 兴奋性突触后电位 05.198
executive dysfunction 执行功能障碍 04.161
executive function 执行功能 04.102
exogenous attention 外源性注意 04.215
explicit memory 外显记忆 04.080
expressed emotion 情感表达 06.128
expressive aphasia 表达性失语 04.141
external capsule 外囊 02.118
extreme capsule 最外囊 02.117

F

facial expression 面部表情 06.129
familial Alzheimer's disease 家族性阿尔茨海默病 01.003
fast capacitance 快电容 05.161
fear conditioning test 恐惧条件实验 05.238
fibrillary gliosis 纤维性胶质细胞增生 03.071
field potential 场电位 05.203
fimbria of hippocampus 海马伞 02.077
flexibility of thinking 思维灵活性 04.176
florid plaque 花样斑 03.055
fluent aphasia 流利性失语 04.140
fMRI 功能磁共振成像 05.029
focused attention 集中注意 04.213
follow-up 随访 06.105
forced weeping and laughing 强制性哭笑 04.196
forebrain 前脑 02.029
fornix 穹隆 02.078
frontal horn *额角 02.095
frontooccipital fasciculus 额枕束 02.115
frontoparietal operculum 额顶叶岛盖 02.043
frontotemporal dementia 额颞叶痴呆 01.012
frontotemporal dementia and Parkinsonism linked to chromosome 17 17号染色体连锁额颞叶痴呆合并相关的帕金森综合征 01.013
frontotemporal dementia with Parkinsonism-17 mutant transgenic mouse *FTDP-17*转基因小鼠 05.231
FTD 额颞叶痴呆 01.012
FTDP-17 17号染色体连锁额颞叶痴呆合并相关的帕金森综合征 01.013
FTDP-17 mutant transgenic *C.elegans* *FTDP-17*转基因秀丽线虫 05.237
FTDP-17 mutant transgenic mouse *FTDP-17*转基因小鼠 05.231
fugue state 神游状态 04.010
full width at half maximum 半峰全宽 05.025
functional connectivity 功能连接 05.074
functional magnetic resonance imaging 功能磁共振成像 05.029
functional reorganization 功能性重组 05.081
FWHM 半峰全宽 05.025

G

gain 增益 05.176
gait 步态 05.240
gating current 闸门电流 05.143
GDS 总体衰退量表 06.011
gene imprinting 遗传印迹 05.267
general paresis of insane 麻痹性痴呆 03.090
gene silence mouse 基因沉默小鼠 05.211
genetic engineering animal model 遗传工程动物模型 05.210
genu *膝 02.119
geriopsychosis 老年精神病 04.001
Gerstmann syndrome 格斯特曼综合征 03.048
Gerstmann-Sträussler syndrome *格–施综合征 03.048
gigaohm seal 高阻封接 05.101
glial cytoplasmic inclusion 胶质细胞胞质包涵体 03.073
glial fibrillary acidic protein 胶质纤维酸性蛋白 03.078
global deteriorate scale 总体衰退量表 06.011
globus pallidus 苍白球 02.091
glucose transporter 葡萄糖转运蛋白 06.085
glutamate 谷氨酸盐 03.039
glutamic acid receptor antagonist 谷氨酸受体拮抗剂 06.042
glutamic acid receptor regulation 谷氨酸受体调控 06.041
glutamine 谷氨酰胺 05.088
GMS 大肌肉群动作技能 06.182
Golgi type Ⅰ neuron 高尔基Ⅰ型神经元 02.002
Golgi type Ⅱ neuron 高尔基Ⅱ型神经元 02.003
granulovacuolar degeneration 颗粒空泡变性 03.079
gross motor skill 大肌肉群动作技能 06.182
GSS *格–施综合征 03.048
gummatous neurosyphilis 树胶肿性神经梅毒 03.089
gustatory hallucination 幻味 04.047

H

habenular nucleus　缰核　02.123
half life　半衰期　06.086
hallucination　幻觉　04.043
hand language　手语　06.120
haptic hallucination　幻触　04.048
Hasegawa dementia scale　长谷川痴呆量表　06.009
HDS　长谷川痴呆量表　06.009
hemorrhagic embolic infarction　出血性栓塞性脑梗死　03.064
hepatolenticular degeneration　肝豆状核变性　03.080
hepatotoxicity　肝毒性　06.087
herpes-simplex encephalitis　单纯疱疹脑炎　03.098
heterotypic cortex　异型皮质　02.039
hidden platform　隐藏平台　05.244
hidden platform acquisition training　隐藏平台获得训练　05.246
higher executive function　高级执行功能　04.103
high-pass filter　高通滤波器　05.178
hindbrain　菱脑　02.033
hippocampal atrophy　海马萎缩　02.079
hippocampal formation　海马结构　02.073
hippocampal pyramidal neuron　海马锥体神经元　02.010
hippocampal sclerosis　海马硬化　03.081
hippocampal sulcus　海马沟　02.070
hippocampus　海马　02.074

Hirano body　平野小体　03.075
histamine receptor antagonist　组胺受体拮抗剂　06.040
hoarding thing　储藏东西　04.035
holding potential　钳制电位　05.133
hospice care　临终关怀　06.097
Huntington disease　亨廷顿病　01.014
huperzine A　石杉碱甲　06.030
hyperdensity　高密度　05.066
hyperextension　伸展过度，* 过伸　04.128
hyperintensity　高信号　05.063
hyperperfusion　高灌注　05.017
hyperpolarization　超极化　05.114
hyperpolarization current　超极化电流　05.149
hypochondriacal delusion　疑病妄想　04.057
hypodensity　低密度　05.067
hypointensity　低信号　05.064
hypometabolism　低代谢　05.083
hypomnesia　记忆减退　04.086
hypoperfusion　低灌注　05.018
hypoperfusion lesion　低灌注损害　03.082
hypophysis　垂体　02.126
hypothalamus　下丘脑　02.127
hypothymic depression　情绪低落　04.195
hypoxic cell change in neuron　神经元缺氧改变　03.083

I

IADL　工具性日常生活活动　06.164
IAR　抑制性回避　05.263
IDE　胰岛素降解酶　03.006
ideational apraxia　观念性失用　04.124
ideomotor apraxia　观念运动性失用　04.125
IF　中间丝，* 中间纤维　02.023
illusion　错觉　04.042
image fusion　图像融合　05.053
imaginal thinking　形象思维　04.171
IMCT　常识-记忆力-注意力测验　06.008
immediate memory　瞬时记忆　04.073
immunization　免疫法　06.073

impairment of vision-spatial skill　视觉空间技能损害　06.185
implicit memory　内隐记忆　04.077
impulse　冲动　04.205
impulsive behavior　冲动行为　04.206
incoherence of thinking　思维不连贯　04.185
induced animal model　诱发性动物模型　05.208
inferior horn　下角　02.097
inferiority complex　自卑情结　04.197
inferior longitudinal fasciculus　下纵束　02.112
inferotemporal cortex　下颞皮质　02.053
information-memory-concentration test　常识-记忆力-

注意力测验　06.008
informed consent　知情同意　06.106
inhibitory-avoidance response　抑制性回避　05.263
inhibitory postsynaptic potential　抑制性突触后电位　05.200
in-home caregiver　居家照料者　06.099
in-home nursing　居家护理　06.093
innominate substance　无名质　02.102
inside-out recording　内面向外记录模式　05.103
insight　自知力　04.104
insomnia　失眠　04.234
instrumental activity of daily living　工具性日常生活活动　06.164
insulin-degrading enzyme　胰岛素降解酶　03.006
intellectual deterioration　智力衰退　04.158
intellectual disorder　智力障碍　04.159
intelligence　智力　04.157
intent　意图　04.208

intermediate filament　中间丝，* 中间纤维　02.023
internal capsule　内囊　02.119
interneuron　中间神经元　02.009
interstitial fluid amyloid β-protein half-life　脑组织间液β淀粉样蛋白半衰期　05.272
intimate care　亲密性照料　06.096
intralaminar nuclear of thalamus　板内核群　02.135
intravenous bolus injection　经静脉团注　05.095
inward current　内向电流　05.146
ion channel　离子通道　05.181
ion channel current　离子通道电流　05.140
IPSP　抑制性突触后电位　05.200
irritability　易激惹　04.200
isodensity　等密度　05.093
isointensity　等信号　05.094
isomorphic astrocytic gliosis　同形性星形胶质细胞增生　03.072

J

jealousy delusion　嫉妒妄想　04.056

judgment　判断力　04.165

K

Kuru plaque　库鲁斑　03.056

L

LA　白质疏松　03.103
lacunar infarction　腔隙[性]脑梗死　03.065
lacunar state　腔隙状态　03.066
laminar cortical necrosis　皮质层状坏死　03.085
language deterioration　语言退化　04.138
language function　语言功能　04.131
language of confusion　* 言语错乱　04.137
latency delay　潜伏期延搁　05.128
late-onset　迟发性　04.166
lateral geniculate body　外侧膝状体　02.142
lateral nuclear group of thalamus　丘脑外侧核群　02.134
lateral ventricle　侧脑室　02.093
L-deprenyl　丙炔苯丙胺　06.064
leak current　漏电流　05.151

lecithin　卵磷脂　06.019
lentiform nucleus　豆状核　02.089
lethargy　嗜睡　04.235
letter fluency　字母流畅性　04.147
leukoaraiosis　白质疏松　03.103
Lewy body　路易[小]体　01.010
Lewy body disease　路易体病　01.008
LFF　低频振荡　05.072
ligand-gated ion channel　配体门控性离子通道　05.183
limbic lobe　边缘叶　02.065
limbic system　边缘系统　02.066
linear measurement　线性测量　05.060
lingual gyrus　舌回　02.061
liquid junction potential　液接电位　05.137

localization 定位 05.097
local potential 局部电位 05.117
locomotion 运动探索 05.261
locus ceruleus 蓝斑 02.143
locus ceruleus paler 蓝斑苍白 03.086
logoclonia 词尾重复症 04.155
loneliness 孤独感 04.199
longitudinal relaxation 纵向弛豫 05.006
long-term depression 长时程抑制 05.194
long-term memory 长时记忆 04.065
long-term potentiation 长时程增强 05.193
loosening of thinking 思维散漫 04.182
loss of insight 自知力缺失 04.209
low frequency fluctuation 低频振荡 05.072
low-pass filter 低通滤波器 05.177
LTD 长时程抑制 05.194
LTP 长时程增强 05.193
Luys' body *吕伊斯体 02.092

M

$α_2$M $α_2$巨球蛋白 03.012
$α_2$-macroglobulin $α_2$巨球蛋白 03.012
magnetic field interference 磁场干扰 05.169
magnetic resonance angiography 磁共振血管成像 05.033
magnetic resonance imaging 磁共振成像 05.002
magnetic resonance spectroscopy 磁共振波谱 05.030
magnetization transfer ratio 磁化传递率 05.036
magnetoencephalography 脑磁图 05.040
manner of dress 衣着 04.167
MAO 单胺氧化酶抑制剂 06.063
massage 按摩 06.157
MATLAB 矩阵实验室 05.048
matrix laboratory 矩阵实验室 05.048
MD 平均扩散率 05.027
MDCT 多排螺旋计算机体层摄影 05.037
mean diffusivity 平均扩散率 05.027
mean transit time 平均通过时间 05.023
mechanosensitive ion channel 机械敏感性离子通道 05.184
medial forebrain bundle 内侧前脑束 02.128
medial geniculate body 内侧膝状体 02.141
medial nuclear group of thalamus 丘脑内侧核群 02.133
medulla 髓质 02.107
MEG 脑磁图 05.040
melatonin 褪黑[激]素 06.062
memantine 盐酸美金刚 06.045
membrane capacitance 膜电容 05.158
membrane potential [跨]膜电位 05.109
membrane resistance 膜电阻 05.153
memory 记忆 04.060
memory disorder 记忆障碍 04.085
memory encoding 记忆编码 04.061
memory retrieval 记忆提取 04.063
memory span 记忆广度 06.172
memory storage 记忆储存 04.062
meningovascular syphilis 脑膜血管梅毒 03.087
mental confusion 意识模糊 04.226
mental discipline 智力训练 06.186
mental health institution 精神健康机构 06.187
mental set 心理定势,*心向 04.211
mental state 精神状态 04.005
mental stimulation 精神激励 06.188
mEPP 微小终板电位 05.202
mere exposure effect 纯粹曝光效应 04.078
mesencephalon 中脑 02.032
metachromatic leukodystrophy 异染性脑白质营养不良 03.091
metamorphopsia 视物变形 04.059
metathalamus 后丘脑 02.140
metencephalon 后脑 02.034
metrifonate 美曲磷脂 06.029
microelectrode 微电极 05.106
microfilament 微丝 02.022
microtubule 微管 02.021
midbrain 中脑 02.032
mild cognitive impairment due to Alzheimer's disease 阿尔茨海默病所致轻度认知功能损害 01.004
miniature end-plate potential 微小终板电位 05.202
minimal brain dysfunction 轻微脑功能失调 06.189
mini mental status examination 简易精神状态检查[量表] 06.007
misidentification 错认 06.132

mitochondrial encephalomyopathy with lactic acidosis and stroke-like episode 线粒体脑肌病伴高乳酸血症和卒中样发作 03.093
MMSE 简易精神状态检查[量表] 06.007
mnemonics 记忆术，*助忆法 06.173
monoamine oxidase inhibitor 单胺氧化酶抑制剂 06.063
monosialoganglioside GM1 单唾液酸神经节苷脂 GM1 06.078
mood 心境 04.187
mood disorder *心境障碍 04.192
Morris water maze 莫里斯水迷宫 05.243
motor cortex 运动皮质 02.048
motor memory 运动记忆 04.070
motor neuron 运动神经元 02.008
motor-type procedural memory 运动型程序记忆 04.071
MRA 磁共振血管成像 05.033
MRI 磁共振成像 05.002
MRS 磁共振波谱 05.030
MS 精神激励 06.188
MTR 磁化传递率 05.036
MTT 平均通过时间 05.023
multi-detector spiral computer tomography 多排螺旋计算机体层摄影 05.037
multi-infarct dementia 多发梗死性痴呆 01.016
multiple system atrophy 多系统萎缩 03.094
multi-sensory stimulation 多种感觉刺激 06.152
muscarinic receptor agonist 毒蕈碱受体激动剂 06.034
music therapy 音乐治疗 06.154
MWM 莫里斯水迷宫 05.243
myelencephalon 末脑 02.035
myelin sheath 髓鞘 02.019
myoinositol 肌醇 05.087

N

NAA N-乙酰天[门]冬氨酸 05.084
N-acetyl-aspartate N-乙酰天[门]冬氨酸 05.084
NCAM 神经细胞黏附分子 03.038
near-infrared spectroscopy 近红外光谱 05.047
nefiracetam 奈非西坦 06.051
negative current 负电流 05.145
negativism 违拗症 04.013
neocortex 新皮质 02.038
nerve growth factor 神经生长因子 06.072
neural degeneration 神经变性 03.035
neurexin 神经连接蛋白 03.037
neuritic plaque 神经炎斑，*轴索斑 03.054
neuritis 神经炎 03.019
neurofibrillary tangle 神经原纤维缠结 03.030
neurofilament 神经微丝 02.024
neuroglial cell 神经胶质细胞 02.016
neuroleptics 镇静剂 06.135
neuromodulator 神经调质 03.041
neuron 神经元 02.001
neuronal cell adhesion molecule 神经细胞黏附分子 03.038
neuropil 神经毡 03.032
neuropil thread 神经毡细丝 03.033
neuroprotectant 神经保护剂 06.061
neuropsychiatric symptom 神经精神症状 04.004
neurosyphilis 神经梅毒 03.088
neurotransmitter 神经递质 03.040
neurotrophic factor 神经营养因子 03.020
NFT 神经原纤维缠结 03.030
nicastrin 呆蛋白 03.036
nicergolent 尼麦角林 06.059
nicotine receptor agonist 烟碱受体激动剂 06.035
nimodipine 尼莫地平 06.058
NIRS 近红外光谱 05.047
Nissl body 尼氏体 02.011
NMDA N-甲基-D-天[门]冬氨酸 06.043
NMDAR N-甲基-D-天[门]冬氨酸受体 03.022
N-methyl-D-aspartate N-甲基-D-天[门]冬氨酸 06.043
N-methyl-D-aspartate receptor N-甲基-D-天[门]冬氨酸受体 03.022
N-methyl-D-aspartate receptor antagonist N-甲基-D-天[门]冬氨酸受体拮抗剂 06.044
NMR 核磁共振 05.001
nocturnal awakening 夜间觉醒 04.236
nonsteroidal anti-inflammatory drug 非甾体抗炎药

06.068
non-verbal behavior 非语言行为 06.118
normalization 标准化 05.054
normal-pressure hydrocephalus 正常压力脑积水 03.044
NSAID 非甾体抗炎药 06.068
NT 神经毡细丝 03.033
NTF 神经营养因子 03.020
nuclear magnetic resonance 核磁共振 05.001
nucleus accumbens 伏隔核 02.105
nursing home caregiver 护理院照料者 06.100
Nyquist theorem *奈奎斯特定理 05.172

O

objective burden 客观负担 06.136
object recall training 物体回忆训练 06.190
observation 观察 06.138
occipital horn *枕角 02.096
offset potential 失调电位，*补偿电位 05.135
Okadaic acid damage model 冈田酸损害模型 05.234
olanzapine 奥氮平 06.081
olfactory cortex 嗅皮质 02.064
olfactory hallucination 幻嗅 04.046
olfactory tubercle 嗅结节 02.081
oligodendrocyte 少突胶质细胞 02.018
oligodendrocyte inclusion 少突胶质细胞包涵体 03.074
oligomer 寡聚体 03.013

omission 忽略 04.207
open field test 自发活动开场实验，*旷场实验 05.252
organic brain syndrome 器质性脑综合征 04.038
organic mental disorder 器质性精神障碍 04.037
organum vasculosum of lamina terminalis 终板血管器 02.160
orientation 定向 04.228
outside-out recording 外面向外记录模式 05.105
outward current 外向电流 05.147
over activity 过度活跃 06.139
overshoot 超射 05.121
overt attention 外显注意 04.221
oxiracetam 奥拉西坦 06.049

P

pack tau transgenic mouse 全亚型τ蛋白转基因小鼠 05.218
paired helix filament 双股螺旋细丝 03.031
paleocortex 旧皮质 02.041
parahippocampal gyrus 海马旁回 02.068
paralogia of thinking 思维逻辑障碍 04.181
paralysis agitans *震颤麻痹 01.011
paramnesia 错构症，*记忆倒错 04.088
paraphasia 错语[症] 04.137
Parkinson disease 帕金森病 01.011
passive attitude 消极态度 06.134
passive immunity 被动免疫 06.075
patch clamp 膜片钳 05.100
patient compliance 患者依从性 06.140
patient participation 患者参与 06.141
PDWI 质子密度加权成像 05.011
perceptual agnosia 感知失认 04.114
perceptual disorder 感知障碍 04.041

perfusion weighted imaging 灌注加权成像 05.015
perseveration 持续症 04.156
personality 人格 04.027
personality change 人格改变 04.028
personal relationship 人际关系 06.142
pessimism 悲观 04.198
PET 正电子发射体层摄影 05.042
Pfeffer outpatient disability questionnaire 普费弗功能活动量表 06.006
PHF 双股螺旋细丝 03.031
phosphatidylethanolamine 磷脂酰乙醇胺 06.021
phosphatidylserine 磷脂酰丝氨酸 06.020
phosphocreatine 磷酸肌酸 05.086
phosphorylcholine 磷酸胆碱 06.022
physically aggressive behavior 躯体攻击行为 04.016
physically non-aggressive behavior 躯体非攻击行为 04.017
physical restraint 躯体约束 06.143

physical self-maintenance 躯体自理能力 06.144
physostigmine 毒扁豆碱 06.025
pia mater 软膜 02.151
pica 异食癖 04.242
Pick body 皮克小体 03.076
picture-naming 图片命名 04.150
pineal body 松果体 02.125
pipette capacitance 电极电容 05.160
pipette resistance 电极电阻 05.154
pipette voltage drop 电极电压降 05.134
piracetam 吡拉西坦 06.047
piriform cortex *梨状皮质 02.064
pituitary gland 垂体 02.126
planning 计划 04.162
POD 普费弗功能活动量表 06.006
polarization 极化 05.113
population spike potential 群体峰电位 05.205
positive current 正电流 05.144
positron emission tomography 正电子发射体层摄影 05.042
postcentral gyrus 中央后回 02.045
posterior horn 后角 02.096
posterior parietal cortex 后顶皮质 02.060
postsynaptic density 突触后致密区 03.023
postsynaptic density-93 突触后致密区93 03.025
postsynaptic density-95 突触后致密区95 03.024
postsynaptic potential 突触后电位 05.197
potassium channel blocker 钾通道阻滞剂 06.071
poverty of thinking 思维贫乏 04.183
power spectral density 功率频谱密度 05.163
pragmatic ability 语用能力 04.130
pramiracetam 普拉西坦 06.048
precentral gyrus 中央前回 02.047
precession 进动 05.003
precuneus 楔前叶 02.059
prefrontal cortex 前额皮质 02.052
premorbid life-style 病前生活方式 06.145
premotor area 运动前区 02.050
presenile dementia 早老性痴呆 01.006
presenilin 早老蛋白 03.009
presenilin-1 早老蛋白1 03.010
presenilin-2 早老蛋白2 03.011
presenilin-1,2 transgenic mouse 早老蛋白1,2转基因小鼠 05.230

presenilin-1 transgenic mouse 早老蛋白1转基因小鼠 05.223
pressure sore 压疮 06.124
presynaptic potential 突触前电位 05.196
primary degenerative dementia 原发性变性痴呆 01.024
primary motor cortex 初级运动皮质 02.049
primary nurse 责任护士 06.102
primary thalamic dementia 原发性丘脑性痴呆 01.023
priming effect 启动效应 04.084
primitive plaque 原始斑, 03.053
prion 朊病毒 03.045
prion disease 朊病毒病 03.046
proactive inhibition 前摄抑制 04.097
proactive interference 前摄抑制 04.097
probe trial testing 空间探索测试 05.247
problem solving 问题解决 04.178
problem-solving skill 问题解决技能 06.183
procedural memory 程序记忆 04.069
progressive amnesia 进行性遗忘 04.093
progressive intellectual loss 进行性智力丧失 06.191
progressive multifocal leukoencephalopathy 进行性多灶性白质脑病 03.095
progressive supranuclear palsy 进行性核上性麻痹 03.096
projection fiber 投射纤维 02.109
proprioception 本体感觉 06.192
prosopagnosia 面孔失认 04.115
prospective memory 前瞻性记忆 04.082
14-3-3 protein 14-3-3 蛋白 03.026
τ protein τ蛋白 03.029
proton density 质子密度 05.065
proton density weighted imaging 质子密度加权成像 05.011
PS 早老蛋白 03.009
PS1 早老蛋白1 03.010
PS2 早老蛋白2 03.011
PSD 突触后致密区 03.023
PSD-93 突触后致密区93 03.025
PSD-95 突触后致密区95 03.024
PSD 功率频谱密度 05.163
PSEN1 早老蛋白1 03.010
PSEN2 早老蛋白2 03.011

PS1-M146L/APPswe transgenic mouse
　PS1-M146L/APPswe 转基因小鼠　05.224
PS1 transgenic mouse　早老蛋白 1 转基因小鼠
　05.223
psychoanalysis　心理分析　06.146
psychomotor　精神运动　04.007
psychomotor excitement　精神运动性兴奋　04.008
psychomotor retardation　精神运动性抑制　04.009
psychopathic personality　精神变态人格　04.030
psychosensory disorder　感知综合障碍　04.058
psychosomatic　身心疾病　06.147
psychotherapy　心理治疗　06.148
psychotic symptom　精神病性症状　04.002
pulse sequence　脉冲序列　05.008
pump current　泵电流　05.141
pure word deafness　纯词聋　04.012
putamen　壳核　02.090
PWI　灌注加权成像　05.015
pyramidal cell　锥体细胞　02.005
pyritinol hydrochloride　盐酸吡硫醇　06.052

Q

QoL　生活质量　06.150

quality of life　生活质量　06.150

R

radiate crown　辐射冠　02.120
radio frequency pulse　射频脉冲　05.004
radioreceptor assay　放射受体分析　05.046
raphe nuclei　中缝核　02.146
raubasine　萝巴新　06.056
rCBF　局部脑血流量　05.022
rCBV　局部脑血容量　05.020
reaction time　反应时　05.079
realignment　重新排列　05.052
reality orientation　现实定向　06.151
reasoning　推理　04.174
recall　回忆　06.109
recent memory　近期记忆　04.075
recreational therapy　娱乐治疗　06.155
rectification　整流　05.186
reference electrode　参比电极，* 参考电极　05.107
regional cerebral blood flowr　局部脑血流量　05.022
regional cerebral blood volumer　局部脑血容量
　05.020
region of interest　感兴趣区　05.058
relative refractory period　相对不应期　05.130
relaxation　弛豫　05.005
reminiscence　缅怀活动　06.159
remote memory　远期记忆　04.074
remyelination　髓鞘再生　03.070
renal excretion　肾脏排泄　06.088
repetition priming　重复启动　06.193
repetitive behavior　重复行为　04.021
repolarization　复极化　05.122
reproductive memory　再现性记忆　06.194
response latency　* 反应潜伏期　05.079
rest-activity rhythm disorder　休息活动节律障碍
　04.238
resting membrane potential　静息膜电位　05.110
resting state　静息状态　05.073
retardation of thinking　思维迟缓　04.184
retell　复述　04.083
retroactive inhibition　倒摄抑制　04.096
retroactive interference　倒摄抑制　04.096
retrograde amnesia　逆行性遗忘　04.091
retrospective memory　回溯性记忆　04.081
reversal potential　* 反转电位　05.131
rhinencephalon　嗅脑　02.063
rhombencephalon　菱脑　02.033
risperidone　利培酮　06.080
rivastigmine　利凡斯的明　06.028
ROI　感兴趣区　05.058
rota rod system　转棒疲劳实验　05.260
RRA　放射受体分析　05.046
RT　反应时　05.079

S

safety 安全性 06.089
sampling theorem 采样定理 05.172
seal current 封接电流 05.150
seal resistance 封接电阻，*封接阻抗 05.155
α-secretase α分泌酶 03.003
β-secretase β分泌酶 03.004
γ-secretase γ分泌酶 03.005
segment 分割 05.056
selective acetylcholine receptor agonist 选择性乙酰胆碱受体激动剂 06.036
selective amnesia 选择性遗忘 04.092
selective attention 选择性注意 04.217
self-maintenance skill 自我维护技能 06.184
self-monitoring 自我监控 04.164
semantic dementia 语义痴呆 04.145
semantic encoding 语义编码 04.129
semantic memory 语义记忆 04.068
semantic processing *语义加工 04.129
senescence-accelerated mouse 快速衰老小鼠 05.232
senile dementia 老年期痴呆 01.007
senile plaque 老年斑 03.050
sensory disorder 感觉障碍 04.040
sensory neuron 感觉神经元 02.007
sensory stimulation and motor integration 感觉刺激和运动整合 06.158
sEPSP 自发兴奋性突触后电位 05.199
septal area 隔区 02.080
serial measurement 连续测量 05.062
series resistance 串联电阻 05.156
serotonin receptor 5-羟色胺受体 06.038
serotonin receptor antagonist 5-羟色胺受体拮抗剂 06.039
serrate clubmoss herb 千层塔 06.031
serum amyloid P component 血清淀粉样蛋白P组分 03.016
set-shifting 设置转换 06.195
severe impairment battery 严重障碍量表 06.012
sexual disinhibition 性亢奋 04.034
shift 移位 05.092
shifting of attention 注意转移 04.220
short-term memory 短时记忆 04.064
shrink 缩小 05.090
shuttle box test 穿梭箱实验 05.254
SIB 严重障碍量表 06.012
simulated presence therapy 模拟存在治疗 06.160
single photon emission computed tomography 单光子发射计算机体层摄影 05.041
skilled-nursing care 专业护理照料 06.095
skill learning 技能学习 06.181
sleep disorder 睡眠障碍 04.233
slow capacitance 慢电容 05.162
small ubiquitin-related modifier protein 小分子泛素相关修饰物蛋白 03.028
smooth 平滑 05.055
sociodemographic factor 社会人口统计数据因素 06.196
somatic sensory cortex 躯体感觉皮质 02.046
somatosensory cortex 躯体感觉皮质 02.046
space constant 空间常数 05.120
spatial agnosia 空间失认 04.116
special dementia care unit 痴呆护理单元 06.104
special-navigation testing 空间探索测试 05.247
SPECT 单光子发射计算机体层摄影 05.041
spike potential 峰电位 05.124
spin-lattice relaxation *自旋-晶格弛豫 05.006
spin-spin relaxation *自旋-自旋弛豫 05.007
SPM 统计参数图 05.049
spongiform change 海绵状改变 03.097
spontaneous activity 自发活动 05.239
spontaneous animal model 自发性动物模型 05.209
spontaneous excitatory postsynaptic potential 自发兴奋性突触后电位 05.199
sporadic Alzheimer's disease 散发性阿尔茨海默病 01.002
statistical activation mapping 统计激活图 05.050
statistical parametric mapping 统计参数图 05.049
stellate neuron 星形神经元 02.006
stereotyped action 刻板动作 04.022
stereotype speech 刻板言语 04.136
steroidal anti-inflammatory drug 甾体抗炎药 06.067
stimulus 刺激 05.082
stimulus artifact 刺激伪迹 05.170

stimulus-based functional localization 基于刺激的功能定位 05.080
strength training 肌力训练 06.180
stria medullaris 髓纹 02.124
Stroop test 斯特鲁普实验 05.266
stupor 木僵 04.011
subacute sclerosing panencephalitis 亚急性硬化性全脑炎 03.099
subarachnoid cistern 蛛网膜下池 02.156
subcommissural organ 连合下器 02.158
subcortical dementia 皮质下痴呆 01.022
subfornical organ 穹隆下器 02.159
subiculum 下托 02.076
subjective burden 主观负担 06.137
substantia nigra 黑质 02.144
subthalamic nucleus 底丘脑核 02.092
sub-threshold potential 阈下电位 05.127
SUMO 小分子泛素相关修饰物蛋白 03.028
sundown syndrome 日落综合征 06.130
superior longitudinal fasciculus 上纵束 02.111
superior temporal gyrus 颞上回 02.056
supplementary motor area 补充运动区 02.051
supportive psychotherapy 支持性心理治疗 06.149
suspiciousness 多疑 04.033
symmetry 对称 05.091
synapse 突触 05.190
synapsin 突触蛋白 03.042
synaptic plasticity 突触可塑性 05.192
synaptic transmission 突触传递 05.191
synaptophysin 突触生长蛋白 03.043
synuclein 突触核蛋白 03.007

T

tabes dorsalis 脊髓痨 03.100
tacrine 他克林 06.026
tangle-only dementia 缠结性痴呆 01.025
target quadrant 目标象限 05.249
target-zone duration 目标象限停留时间 05.251
target-zone frequency 穿越目标次数 05.250
task analysis 任务分析 06.197
tau gene knockin animal model τ蛋白基因敲入动物模型 05.215
tau gene knockout animal model τ蛋白基因敲除动物模型 05.214
tau protein τ蛋白 03.029
tau transgenic animal model τ蛋白转基因动物模型 05.213
tau 34 transgenic mouse τ蛋白 T34 转基因小鼠 05.217
tau 44 transgenic mouse τ蛋白 T44 转基因小鼠 05.216
TCA 时间聚类分析法 05.078
tela choroidea 脉络组织 02.153
telencephalon 端脑 02.030
temporal clustering analysis 时间聚类分析法 05.078
temporal horn *颞角 02.097
temporal horn enlargement 颞角扩大 05.068
temporal operculum 颞叶岛盖 02.044
temporal plane 颞平台 02.057
tentorium of cerebellum 小脑幕 02.150
terminal stria 终纹 02.084
thalamic reticular nucleus 丘脑网状核 02.131
thalamus 丘脑 02.130
thermal noise 热噪声 05.164
thinking 思维 04.168
thioflavin 硫磺素 05.271
threshold potential 阈电位 05.126
time constant 时间常数 05.119
time of flight magnetic resonance angiography 时间飞跃法磁共振血管成像 05.034
time to peak 达峰时间 05.024
tip potential 尖端电位 05.138
tiredness 疲乏 06.125
T-maze T迷宫 05.255
TOF-MRA 时间飞跃法磁共振血管成像 05.034
tolerance 耐受性 06.090
torpedo change 鱼雷样变 03.101
touch-escape test 触摸逃脱实验 05.242
toxicity 毒性 06.091
training of activity of daily living 日常生活活动训练 06.165
training of ADL 日常生活活动训练 06.165
transcultural nursing 跨文化护理 06.094

transgenic APP promoter-GFP zebra fish 转 APP 启动子-GFP 斑马鱼 05.236
transmembrane current [跨]膜电流 05.139
transmembrane potential [跨]膜电位 05.109
transverse relaxation 横向弛豫 05.007
transverse temporal gyrus 颞横回 02.054
21-trisomy syndrome *21-三体综合征 01.020

TTP 达峰时间 05.024
tube feeding 管饲饮食 06.131
T_1 weighted imaging T_1 加权成像 05.009
T_2 weighted imaging T_2 加权成像 05.010
T_1WI T_1 加权成像 05.009
T_2WI T_2 加权成像 05.010

U

ubiquitin 泛素蛋白 03.027
uncinate fasciculus 钩束 02.113
unconsciousness 意识丧失 06.126
uncus of parahippocampal gyrus [海马旁回]钩 02.069
undershoot 低射，*下冲 05.123
unguis avis *禽爪 02.098
uptake rate 摄取率，*吸收率 06.092

V

vascular dementia 血管性痴呆 01.015
VBM 基于体素的形态测量 05.059
ventral anterior nucleus of thalamus 丘脑腹前核 02.137
ventral intermediate nucleus of thalamus *丘脑腹中间核 02.138
ventral lateral nucleus of thalamus 丘脑腹外侧核 02.138
ventral nucleus of thalamus 丘脑腹侧核 02.136
ventral posterior nucleus of thalamus 丘脑腹后核 02.139
ventral tegmental area 腹侧被盖区 02.145
ventricular enlargement 脑室扩大 03.061
verbally aggressive behavior 语言攻击行为 04.019
verbally agitated behavior 语言激越行为 04.018

verbally non-aggressive behavior 语言非攻击行为 04.020
vinpocetine 长春西汀 06.057
visible platform 可见平台 05.245
visual agnosia 视觉失认 04.112
visual cortex 视皮质 02.062
visual hallucination 幻视 04.045
visual neglect 视觉忽视 04.032
voltage clamp 电压钳 05.098
voltage-gated ion channel 电压门控性离子通道 05.182
volume measurement 体积测量 05.061
voxel-based morphometry 基于体素的形态测量 05.059

W

wandering 徘徊 04.024
Wernicke encephalopathy 韦尼克脑病 03.102
white matter 白质 02.106
white matter necrosis 白质坏死 03.104
white noise 白噪声 05.165
WHO-BCAI 世界卫生组织老年成套神经心理测验 06.013
whole-cell recording 全细胞记录模式 05.104

Wilson disease 肝豆状核变性 03.080
word association test 词联想测验 04.151
word-stem completion priming 词干补全启动 04.079
working memory 工作记忆 04.066
World Health Organization-battery of cognitive assessment instrument forelderly 世界卫生组织老年成套神经心理测验 06.013

X

X-ray angiography　X射线血管造影　05.032

Y

Y-maze　Y迷宫　05.256

Z

zona incerta　未定带　02.129

汉英索引

A

阿尔茨海默病　Alzheimer's disease, AD　01.001
阿尔茨海默病动物模型　animal model of Alzheimer's disease　05.212
阿尔茨海默病评定量表–认知部分　Alzheimer's disease assessment scale-cognitive score, ADAS-cog　06.002
阿尔茨海默病所致轻度认知功能损害　mild cognitive impairment due to Alzheimer's disease　01.004
* 阿蒙角　Ammon's horn　02.074
阿米三嗪　almitrine　06.055
阿司匹林　aspirin　06.069
艾滋病痴呆综合征　acquired immunodeficiency syndrome dementia complex, AIDS dementia complex　01.019
安全性　safety　06.089
α-氨基-3-羟基-5-甲基-4-异噁唑受体　α-amino-3-hydroxy-5-methyl-4-isoxazolepropionic acid receptor, AMPAR　03.021
氨甲酰胆碱　carbacholine　06.037
按摩　massage　06.157
暗示　cue　06.111
奥氮平　olanzapine　06.081
奥拉西坦　oxiracetam　06.049

B

八臂迷宫　8-arm radial maze　05.258
巴恩斯迷宫实验　Barnes maze test　05.265
白噪声　white noise　05.165
白质　white matter　02.106
白质坏死　white matter necrosis　03.104
白质疏松　leukoaraiosis, LA　03.103
板内核群　intralaminar nuclear of thalamus　02.135
半峰全宽　full width at half maximum, FWHM　05.025
D-半乳糖诱导的亚急性衰老模型　D-galactose-induced subacute aging model　05.233
半衰期　half life　06.086
悲观　pessimism　04.198
* 背侧丘脑　dorsal thalamus　02.130
被动免疫　passive immunity　06.075
被害妄想　delusion of persecution　04.051
被窃妄想　delusion of being stolen　04.052
本体感觉　proprioception　06.192
本体幻觉　body-sensory hallucination　04.049
泵电流　pump current　05.141
吡拉西坦　piracetam　06.047
边缘系统　limbic system　02.066
边缘叶　limbic lobe　02.065
变形　deformation　05.096
标准化　normalization　05.054
表达性失语　expressive aphasia　04.141
宾斯旺格病　Binswanger disease　01.017
丙炔苯丙胺　L-deprenyl　06.064
病理性赘述　circumstantiality　04.180
病前生活方式　premorbid life-style　06.145
* 补偿电位　offset potential　05.135
补充运动区　supplementary motor area　02.051
* 布莱斯德痴呆量表　Blessed dementia rating scale, BDRS　06.008
* 布罗卡失语　Broca's aphasia　04.141
步态　gait　05.240

C

采样定理　sampling theorem　05.172
参比电极　reference electrode　05.107

*参考电极　reference electrode　05.107
苍白球　globus pallidus　02.091
侧副沟　collateral sulcus　02.071
侧副隆起　collateral eminence　02.100
侧脑室　lateral ventricle　02.093
缠结性痴呆　tangle-only dementia　01.025
长春西汀　vinpocetine　06.057
长谷川痴呆量表　Hasegawa dementia scale, HDS　06.009
长时程抑制　long-term depression, LTD　05.194
长时程增强　long-term potentiation, LTP　05.193
长时记忆　long-term memory　04.065
常识–记忆力–注意力测验　information-memory-concentration test, IMCT　06.008
场电位　field potential　05.203
超极化　hyperpolarization　05.114
超极化电流　hyperpolarization current　05.149
超射　overshoot　05.121
陈述记忆　declarative memory　04.072
程序记忆　procedural memory　04.069
痴呆　dementia　01.005
痴呆的行为精神症状　behavioral and psychological symptom of dementia, BPSD　04.003
痴呆行为评定量表　behavior rating scale of dementia, BRSD　06.003
痴呆护理单元　special dementia care unit　06.104
痴呆简易筛查量表　brief screening scale for dementia, BSSD　06.010
弛豫　relaxation　05.005
迟发性　late-onset　04.166
持续症　perseveration　04.156
齿状回　dentate gyrus　02.075
冲动　impulse　04.205
冲动行为　impulsive behavior　04.206
重复行为　repetitive behavior　04.021
重复启动　repetition priming　06.193
重复言语　cataphasia　04.134
重新排列　realignment　05.052
抽象思维　abstract thinking　04.170
出血性栓塞性脑梗死　hemorrhagic embolic infarction　03.064
初级运动皮质　primary motor cortex　02.049
储藏东西　hoarding thing　04.035
触摸逃脱实验　touch-escape test　05.242
穿梭箱实验　shuttle box test　05.254
穿越目标次数　target-zone frequency　05.250
*传出神经元　efferent neuron　02.008
传导性失语　conduction aphasia　04.142
*传入神经元　afferent neuron　02.007
串联电阻　series resistance　05.156
垂体　hypophysis, pituitary gland　02.126
纯词聋　pure word deafness　04.012
纯粹曝光效应　mere exposure effect　04.078
词干补全启动　word-stem completion priming　04.079
词联想测验　word association test　04.151
词尾重复症　logoclonia　04.155
磁场干扰　magnetic field interference　05.169
磁共振波谱　magnetic resonance spectroscopy, MRS　05.030
磁共振成像　magnetic resonance imaging, MRI　05.002
磁共振血管成像　magnetic resonance angiography, MRA　05.033
磁化传递率　magnetization transfer ratio, MTR　05.036
雌激素　estrogen　06.065
刺激　stimulus　05.082
刺激伪迹　stimulus artifact　05.170
错构症　paramnesia　04.088
错觉　illusion　04.042
错认　misidentification　06.132
错语[症]　paraphasia　04.137

D

达峰时间　time to peak, TTP　05.024
大肌肉群动作技能　gross motor skill, GMS　06.182
大脑　cerebrum　02.025
大脑半球　cerebral hemisphere　02.026
大脑镰　cerebral falx　02.149
*大脑皮层　cerebral cortex　02.036
大脑皮质　cerebral cortex　02.036
大脑生物钟　biological clock of the brain　06.177
大脑叶　cerebral lobe　02.042
呆蛋白　nicastrin　03.036
带通滤波器　band-pass filter　05.180
带阻滤波器　band-stop filter　05.179
单胺氧化酶抑制剂　monoamine oxidase inhibitor, MAO　06.063
单纯疱疹脑炎　herpes-simplex encephalitis　03.098
单光子发射计算机体层摄影　single photon emission computed tomography, SPECT　05.041
单唾液酸神经节苷脂GM1　monosialoganglioside

GM1　06.078
胆碱能神经元　cholinergic neuron　02.004
14-3-3 蛋白　14-3-3 protein　03.026
τ 蛋白　tau protein, τ protein　03.029
τ 蛋白基因敲除动物模型　tau gene knockout animal model　05.214
τ 蛋白基因敲入动物模型　tau gene knockin animal model　05.215
τ 蛋白转基因动物模型　tau transgenic animal model　05.213
τ 蛋白 T34 转基因小鼠　tau 34 transgenic mouse　05.217
τ 蛋白 T44 转基因小鼠　tau 44 transgenic mouse　05.216
倒摄抑制　retroactive interference, retroactive inhibition　04.096
等密度　isodensity　05.093
等信号　isointensity　05.094
低代谢　hypometabolism　05.083
低灌注　hypoperfusion　05.018
低灌注损害　hypoperfusion lesion　03.082
低密度　hypodensity　05.067
低频振荡　low frequency fluctuation, LFF　05.072
低射　undershoot　05.123
低通滤波器　low-pass filter　05.177
低信号　hypointensity　05.064
底丘脑核　subthalamic nucleus　02.092
电磁干扰　electromagnetic interference　05.168
电导　conductance　05.152
电极电容　pipette capacitance　05.160
电极电位　electrode potential　05.136
电极电压降　pipette voltage drop　05.134
电极电阻　pipette resistance　05.154
电紧张电位　electrotonic potential　05.118
电流钳　current clamp　05.099
电压门控性离子通道　voltage-gated ion channel　05.182
电压钳　voltage clamp　05.098
淀粉样斑　amyloid plaque　03.049
淀粉样变　amyloidosis　03.015
β 淀粉样蛋白　amyloid β-protein, Aβ　03.002
β 淀粉样蛋白脑微透析　amyloid β-protein brain microdialysis　05.268
淀粉样蛋白衍化的弥散性配体　amyloid-derived diffusible legend, ADDL　03.017
淀粉样前体蛋白　amyloid precursor protein, APP　03.001
淀粉样前体蛋白基因突变　amyloid precursor protein mutation　03.018
定时障碍　dyschronism　04.232
定位　localization　05.097
定向　orientation　04.228
定向力障碍　disorientation　04.026
动脉粥样硬化　atherosclerosis　03.058
动态磁敏感对比灌注加权成像　dynamic susceptibility contrast perfusion weighted imaging, DSC-PWI　05.016
动物模型　animal model　05.206
动作电位　action potential　05.116
都可喜　duxil　06.054
豆状核　lentiform nucleus　02.089
毒扁豆碱　physostigmine　06.025
毒性　toxicity　06.091
毒蕈碱受体激动剂　muscarinic receptor agonist　06.034
端脑　telencephalon, endbrain　02.030
短时记忆　short-term memory　04.064
对比增强磁共振血管成像　contrast enhanced magnetic resonance angiography, CE-MRA　05.035
对称　symmetry　05.091
多发梗死性痴呆　multi-infarct dementia　01.016
多奈哌齐　donepezil　06.027
多排螺旋计算机体层摄影　multi-detector spiral computer tomography, MDCT　05.037
多系统萎缩　multiple system atrophy　03.094
多疑　suspiciousness　04.033
多种感觉刺激　multi-sensory stimulation　06.152

E

额顶叶岛盖　frontoparietal operculum　02.043
* 额角　frontal horn　02.095
额颞叶痴呆　frontotemporal dementia, FTD　01.012
额枕束　frontooccipital fasciculus　02.115

F

发散思维　divergent thinking　04.172
*反应潜伏期　response latency　05.079
反应时　reaction time, RT　05.079
*反转电位　reversal potential　05.131
泛素蛋白　ubiquitin　03.027
范畴流利性　category fluency　04.148
范畴特异性损伤　category-specific deficit　04.149
防御行为　defense　05.262
放射受体分析　radioreceptor assay, RRA　05.046
放射性核素脑脊液显像　cerebral spinal fluid radionuclide imaging　05.045
放射性核素脑显像　cerebral radionuclide imaging　05.043
放射性核素脑血管显像　cerebral radionuclide angiography　05.044
非痴呆认知损害　cognitive impairment-no dementia, CIND　04.108
非语言行为　non-verbal behavior　06.118
非甾体抗炎药　nonsteroidal anti-inflammatory drug, NSAID　06.068
分布电容　distributed capacitance　05.159
分割　segment　05.056
α分泌酶　α-secretase　03.003
β分泌酶　β-secretase　03.004
γ分泌酶　γ-secretase　03.005
分配性注意　divided attention　04.214
封接电流　seal current　05.150
封接电阻　seal resistance　05.155
*封接阻抗　seal resistance　05.155
峰电位　spike potential　05.124
伏隔核　nucleus accumbens　02.105
幅度相应曲线　amplitude response curve　05.174
*辐合思维　convergent thinking　04.173
*辐射思维　divergent thinking　04.172
辐射冠　radiate crown　02.120
辅助生活设施　assisted-living facility, ALF　06.198
负电流　negative current　05.145
负激活　deactivation　05.071
复极化　repolarization　05.122
复述　retell　04.083
腹侧被盖区　ventral tegmental area　02.145

G

钙蛋白酶　calpain　03.034
钙通道阻滞剂　calcium channel blocker　06.070
概念形成　concept formation　04.175
肝豆状核变性　hepatolenticular degeneration, Wilson disease　03.080
肝毒性　hepatotoxicity　06.087
感觉刺激和运动整合　sensory stimulation and motor integration　06.158
感觉神经元　sensory neuron　02.007
感觉障碍　sensory disorder　04.040
感兴趣区　region of interest, ROI　05.058
感知失认　perceptual agnosia　04.114
感知障碍　perceptual disorder　04.041
感知综合障碍　psychosensory disorder　04.058
冈田酸损害模型　Okadaic acid damage model　05.234
刚果红　Congo red, CR　05.269
高尔基Ⅰ型神经元　Golgi type Ⅰ neuron　02.002
高尔基Ⅱ型神经元　Golgi type Ⅱ neuron　02.003
高灌注　hyperperfusion　05.017
高级可塑性　advanced plasticity　05.195
高级执行功能　higher executive function　04.103
高架十字迷宫　elevated plus maze　05.257
高密度　hyperdensity　05.066
高通滤波器　high-pass filter　05.178
高信号　hyperintensity　05.063
高阻封接　gigaohm seal　05.101
*格–施综合征　Gerstmann-Sträussler syndrome, GSS　03.048
格斯特曼综合征　Gerstmann syndrome　03.048
隔区　septal area　02.080
各向异性　anisotropy　05.026
工具性日常生活活动　instrumental activity of daily living, IADL　06.164
工作记忆　working memory　04.066
功率频谱密度　power spectral density, PSD　05.163
功能磁共振成像　functional magnetic resonance

imaging, fMRI　05.029
功能连接　functional connectivity　05.074
功能性重组　functional reorganization　05.081
攻击行为　aggressive behavior　04.015
共济失调　ataxia　04.126
沟通　communication　06.112
钩束　uncinate fasciculus　02.113
构音障碍　dysarthria　04.154
孤独感　loneliness　04.199
古皮质　archicortex　02.040
谷氨酸受体拮抗剂　glutamic acid receptor antagonist　06.042
谷氨酸受体调控　glutamic acid receptor regulation　06.041
谷氨酸盐　glutamate　03.039
谷氨酰胺　glutamine　05.088
寡聚体　oligomer　03.013
Aβ寡聚体　Aβ-oligomer　03.014
* 关联性失语　conduction aphasia　04.142
关系妄想　delusion of reference　04.053
观察　observation　06.138
观念性失用　ideational apraxia　04.124
观念运动性失用　ideomotor apraxia　04.125
管饲饮食　tube feeding　06.131
灌注加权成像　perfusion weighted imaging, PWI　05.015
过度活跃　over activity　06.139
* 过伸　hyperextension　04.128

H

海马　hippocampus　02.074
海马沟　hippocampal sulcus　02.070
海马结构　hippocampal formation　02.073
海马旁回　parahippocampal gyrus　02.068
[海马旁回] 钩　uncus of parahippocampal gyrus　02.069
海马伞　fimbria of hippocampus　02.077
海马萎缩　hippocampal atrophy　02.079
海马硬化　hippocampal sclerosis　03.081
海马锥体神经元　hippocampal pyramidal neuron　02.010
海绵状改变　spongiform change　03.097
17号染色体连锁额颞叶痴呆合并相关的帕金森综合征　frontotemporal dementia and Parkinsonism linked to chromosome 17, FTDP-17　01.013
核磁共振　nuclear magnetic resonance, NMR　05.001
黑质　substantia nigra　02.144
亨廷顿病　Huntington disease　01.014
横向弛豫　transverse relaxation　05.007
后电位　after potential　05.125
后顶皮质　posterior parietal cortex　02.060
后角　posterior horn　02.096
后角球　bulb of posterior horn　02.099
后脑　metencephalon　02.034
后丘脑　metathalamus　02.140
* 后肢　crus posterior　02.119
忽略　omission　04.207
护理院照料者　nursing home caregiver　06.100
花样斑　florid plaque　03.055
化学位移成像　chemical shift imaging, CSI　05.031
环境干预　environmental intervention　06.117
幻触　haptic hallucination　04.048
幻觉　hallucination　04.043
幻视　visual hallucination　04.045
幻听　auditory hallucination　04.044
幻味　gustatory hallucination　04.047
幻嗅　olfactory hallucination　04.046
患者参与　patient participation　06.141
患者依从性　patient compliance　06.140
回溯性记忆　retrospective memory　04.081
回忆　recall　06.109
茴拉西坦　aniracetam　06.050
会话分析　conversational analysis　04.152
会话修正　conversational repair　04.153

J

机械敏感性离子通道　mechanosensitive ion channel　05.184
肌醇　myoinositol　05.087
肌力训练　strength training　06.180
肌酸　creatine　05.085
基本日常生活活动　basic activity of daily living,

BADL 06.163
基底核 basal nuclei 02.103
基底节 basal ganglia 02.086
基因沉默小鼠 gene silence mouse 05.211
APP 基因敲除动物模型 APP gene knockout animal model 05.220
APP 基因敲入动物模型 APP gene knockin animal model 05.221
基于刺激的功能定位 stimulus-based functional localization 05.080
基于体素的形态测量 voxel-based morphometry, VBM 05.059
激动剂 agonist 06.032
激活 activation 05.070
激越 agitation 04.204
激越行为 agitated behavior 04.014
极化 polarization 05.113
急性精神错乱状态 acute confusional state, ACS 04.006
疾病动物模型 animal model of disease 05.207
集中注意 focused attention 04.213
嫉妒妄想 jealousy delusion 04.056
脊髓痨 tabes dorsalis 03.100
计划 planning 04.162
计算机体层摄影血管造影 computer tomographic angiography, CTA 05.038
计算力 calculation 04.109
*计算障碍 acalculia 04.110
记忆 memory 04.060
记忆编码 memory encoding 04.061
记忆储存 memory storage 04.062
*记忆倒错 paramnesia 04.088
记忆广度 memory span 06.172
记忆减退 hypomnesia 04.086
记忆力 ability of memory 04.098
记忆术 mnemonics 06.173
记忆提取 memory retrieval 04.063
记忆障碍 memory disorder 04.085
技能学习 skill learning 06.181
T_1 加权成像 T_1 weighted imaging, T_1WI 05.009
T_2 加权成像 T_2 weighted imaging, T_2WI 05.010
家族性阿尔茨海默病 familial Alzheimer's disease 01.003
N-甲基-D-天[门]冬氨酸 N-methyl-D-aspartate,

NMDA 06.043
N-甲基-D-天[门]冬氨酸受体 N-methyl-D-aspartate receptor, NMDAR 03.022
N-甲基-D-天[门]冬氨酸受体拮抗剂 N-methyl-D-aspartate receptor antagonist 06.044
钾通道阻滞剂 potassium channel blocker 06.071
尖端电位 tip potential 05.138
间脑 diencephalon 02.031
简明认知评定量表 brief cognitive rating scale, BCRS 06.005
简易精神状态检查[量表] mini mental status examination, MMSE 06.007
缰核 habenular nucleus 02.123
交换电流 exchange current 05.142
交流困难 communication difficulty 06.178
交流噪声干扰 alternating current noise interference 05.167
胶质细胞质包涵体 glial cytoplasmic inclusion 03.073
胶质纤维酸性蛋白 glial fibrillary acidic protein 03.078
焦虑 anxiety 04.202
*接触电阻 access resistance 05.157
接入电阻 access resistance 05.157
结构性失认 constructional agnosia 04.117
结构性失用 constructional apraxia 04.122
结构应用 constructional praxis 04.121
*结构障碍 constructional disorder 04.117
*截止频率 cutoff frequency 05.173
介质噪声 dielectric noise 05.166
进动 precession 05.003
进行性多灶性白质脑病 progressive multifocal leukoencephalopathy 03.095
进行性核上性麻痹 progressive supranuclear palsy 03.096
进行性遗忘 progressive amnesia 04.093
进行性智力丧失 progressive intellectual loss 06.191
近红外光谱 near-infrared spectroscopy, NIRS 05.047
近期记忆 recent memory 04.075
*近日节律 circadian rhythm 06.122
近事遗忘 ecmnesia 04.094
经静脉团注 intravenous bolus injection 05.095
精神变态人格 psychopathic personality 04.030
精神病性症状 psychotic symptom 04.002

精神激励　mental stimulation, MS　06.188
精神健康机构　mental health institution　06.187
精神运动　psychomotor　04.007
精神运动性兴奋　psychomotor excitement　04.008
精神运动性抑制　psychomotor retardation　04.009
精神状态　mental state　04.005
静息膜电位　resting membrane potential　05.110
静息状态　resting state　05.073
酒精性痴呆　alcoholic dementia　01.026
*酒精性慢性脑症状群　alcoholic dementia　01.026
旧皮质　paleocortex　02.041
居家护理　in-home nursing　06.093

居家照料者　in-home caregiver　06.099
局部电位　local potential　05.117
局部脑血流量　regional cerebral blood flow, rCBF　05.022
局部脑血容量　regional cerebral blood volume, rCBV　05.020
矩阵实验室　matrix laboratory, MATLAB　05.048
α₂巨球蛋白　α₂-macroglobulin, α₂M　03.012
聚合思维　convergent thinking　04.173
决策　decision making　04.163
绝对不应期　absolute refractory period　05.129

K

抗胆碱药　anticholinergics　06.018
抗精神病药　antipsychotic drug　06.079
抗炎药　anti-inflammatory drug　06.066
抗氧化剂　antioxidant　06.060
柯胺 G　chrysamine G, CG　05.270
颗粒空泡变性　granulovacuolar degeneration　03.079
壳核　putamen　02.090
可见平台　visible platform　05.245
克罗伊茨费尔特−雅各布病　Creutzfeldt-Jakob disease　03.047
刻板动作　stereotyped action　04.022
刻板言语　stereotype speech　04.136
客观负担　objective burden　06.136
空间常数　space constant　05.120
空间失认　spatial agnosia　04.116
空间探索测试　probe trial testing, special-navigation testing　05.247
恐惧条件实验　fear conditioning test　05.238
控制加工　controlled processing　04.219
扣带　cingulum　02.114
扣带回　cingulate gyrus　02.067
库鲁斑　Kuru plaque　03.056
夸大妄想　delusion of grandeur　04.054
[跨]膜电流　transmembrane current　05.139
[跨]膜电位　transmembrane potential, membrane potential　05.109
跨文化护理　transcultural nursing　06.094
快电容　fast capacitance　05.161
快速衰老小鼠　senescence-accelerated mouse　05.232
*旷场实验　open field test　05.252
扩张　dilatation　05.089

L

蓝斑　locus ceruleus　02.143
蓝斑苍白　locus ceruleus paler　03.086
老年斑　senile plaque　03.050
老年精神病　geriopsychosis　04.001
老年期痴呆　senile dementia　01.007
离子通道　ion channel　05.181
离子通道电流　ion channel current　05.140
离子通道电流−电压曲线　current-voltage curve of ion channel　05.185
*梨状皮质　piriform cortex　02.064
利凡斯的明　rivastigmine　06.028

利培酮　risperidone　06.080
连贯思维　coherent thinking　04.169
连合下器　subcommissural organ　02.158
连合纤维　commissural fiber　02.108
连续测量　serial measurement　05.062
联络皮质　association cortex　02.037
联络纤维　association fiber　02.110
良性老年性健忘　benign senescent forgetfulness, BSF　04.095
临终关怀　hospice care　06.097
磷酸胆碱　phosphorylcholine　06.022

磷酸肌酸　phosphocreatine　05.086
磷脂酰丝氨酸　phosphatidylserine　06.020
磷脂酰乙醇胺　phosphatidylethanolamine　06.021
菱脑　rhombencephalon, hindbrain　02.033
流利性失语　fluent aphasia　04.140
硫磺素　thioflavin　05.271
漏电流　leak current　05.151

路易体病　Lewy body disease　01.008
路易体痴呆　dementia with Lewy body, DLB　01.009
路易[小]体　Lewy body　01.010
卵磷脂　lecithin　06.019
伦理　ethics　06.127
萝巴新　raubasine　06.056
* 吕伊斯体　Luys' body　02.092

M

麻痹性痴呆　general paresis of insane　03.090
迈纳特基底核　basal nucleus of Meynert　02.104
脉冲序列　pulse sequence　05.008
脉络裂　choroid fissure　02.101
脉络组织　tela choroidea　02.153
慢电容　slow capacitance　05.162
* 慢性酒精性精神病　alcoholic dementia　01.026
美曲磷脂　metrifonate　06.029
弥散斑　diffuse plaque　03.051
弥散加权成像　diffusion weighted imaging, DWI　05.013
弥散敏感梯度　diffusion sensitizing gradient　05.012
弥散张量纤维束成像　diffusion tensor tractography　05.014
T迷宫　T-maze　05.255
Y迷宫　Y-maze　05.256
免疫法　immunization　06.073
缅怀活动　reminiscence　06.159

面部表情　facial expression　06.129
面孔失认　prosopagnosia　04.115
明亮光治疗　bright light therapy　06.156
命令电压　command voltage　05.132
命名性失语　anomic aphasia　04.143
命名障碍　anomia　04.144
模仿言语　echophrasia　04.135
模拟存在治疗　simulated presence therapy　06.160
膜电容　membrane capacitance　05.158
膜电阻　membrane resistance　05.153
膜片钳　patch clamp　05.100
末脑　myelencephalon　02.035
莫里斯水迷宫　Morris water maze, MWM　05.243
默认网络　default mode network　05.069
木僵　stupor　04.011
目标象限　target quadrant　05.249
目标象限停留时间　target-zone duration　05.251

N

奈非西坦　nefiracetam　06.051
* 奈奎斯特定理　Nyquist theorem　05.172
耐受性　tolerance　06.090
脑出血　brain hemorrhage　03.059
脑磁图　magnetoencephalography, MEG　05.040
脑电图　electroencephalograhpy, EEG　05.039
脑淀粉样血管病　cerebral amyloid angiopathy　03.060
脑干　brain stem　02.028
脑干网状结构　brain stem reticular formation　02.147
脑膜血管梅毒　meningovascular syphilis　03.087
脑室扩大　ventricular enlargement　03.061
脑室周围器　circumventricular organ, CVO　02.157
脑水肿　cerebral edema　03.063
脑萎缩　cerebral atrophy　03.062

脑血流量　cerebral blood flow, CBF　05.021
脑血容量　cerebral blood volume, CBV　05.019
脑循环改善剂　cerebral circulation improving agent　06.046
脑组织间液β淀粉样蛋白半衰期　interstitial fluid amyloid β-protein half-life　05.272
内侧前脑束　medial forebrain bundle　02.128
内侧膝状体　medial geniculate body　02.141
内面向外记录模式　inside-out recording　05.103
内囊　internal capsule　02.119
* 内生钟　endogenous clock　06.177
内向电流　inward current　05.146
* 内嗅皮质　entorhinal cortex　02.072
内嗅区　entorhinal area　02.072

内隐记忆　implicit memory　04.077
内隐注意　covert attention　04.222
内源性注意　endogenous attention　04.216
尼麦角林　nicergolent　06.059
尼莫地平　nimodipine　06.058
尼氏体　Nissl body　02.011
逆行性遗忘　retrograde amnesia　04.091
年龄相关认知功能衰退　age-associated cognitive decline, AACD; age-relational cognitive decline, ARCD　04.107
颞横回　transverse temporal gyrus　02.054
*颞角　temporal horn　02.097
颞角扩大　temporal horn enlargement　05.068
颞平台　temporal plane　02.057
颞上回　superior temporal gyrus　02.056
颞叶岛盖　temporal operculum　02.044

P

帕金森病　Parkinson disease　01.011
徘徊　wandering　04.024
判断力　judgment　04.165
配体门控性离子通道　ligand-gated ion channel　05.183
皮克小体　Pick body　03.076
皮质层状坏死　laminar cortical necrosis　03.085
皮质基底节变性　corticobasal degeneration　03.067
*皮质–纹状体–脊髓变性　cortex striatal-spinal degeneration　03.047
皮质下痴呆　subcortical dementia　01.022
皮质下梗死伴白质脑病的常染色体显性遗传性脑动脉病　cerebral autosomal dominant arteriopathy with subcortical infarct and leukoencephalopathy, CADASIL　01.018
皮质性痴呆　cortical dementia　01.021
疲乏　tiredness　06.125
胼胝体　corpus callosum　02.116
–3dB 频率　–3dB frequency　05.173
平衡电位　equilibrium potential　05.131
平衡训练　balance training　06.175
平滑　smooth　05.055
平均扩散率　mean diffusivity, MD　05.027
平均通过时间　mean transit time, MTT　05.023
平野小体　Hirano body　03.075
葡萄糖转运蛋白　glucose transporter　06.085
普费弗功能活动量表　Pfeffer outpatient disability questionnaire, POD　06.006
普拉西坦　pramiracetam　06.048

Q

奇异行为　bizarre behavior　05.241
启动效应　priming effect　04.084
气球样神经元　ballooned neuron　03.084
器质性精神障碍　organic mental disorder　04.037
器质性脑综合征　organic brain syndrome　04.038
千层塔　serrate clubmoss herb　06.031
前穿质　anterior perforated substance　02.082
前额皮质　prefrontal cortex　02.052
前角　anterior horn　02.095
前连合　anterior commissure　02.121
前脑　forebrain　02.029
前摄抑制　proactive interference, proactive inhibition　04.097
前瞻性记忆　prospective memory　04.082
*前肢　crus anterior　02.119
钳制电位　holding potential　05.133
潜伏期延搁　latency delay　05.128
腔隙[性]脑梗死　lacunar infarction　03.065
腔隙状态　lacunar state　03.066
强握　compulsive grasping　06.179
强制性哭笑　forced weeping and laughing　04.196
5-羟色胺受体　serotonin receptor　06.038
5-羟色胺受体拮抗剂　serotonin receptor antagonist　06.039
亲和力　affinity　06.082
亲密性照料　intimate care　06.096
禽距　calcar avis　02.098
*禽爪　unguis avis　02.098
轻微脑功能失调　minimal brain dysfunction　06.189
情感　affect　04.191
情感表达　expressed emotion　06.128
情感脆弱　emotional fragility　04.194

情感淡漠　apathy　04.193
情感性触摸　affective touch　06.121
情感障碍　affective disorder　04.192
情景记忆　episodic memory　04.067
情绪　emotion　04.186
情绪不稳　emotional instability　04.189
情绪低落　hypothymic depression　04.195
情绪偏离　emotional bias　04.190
情绪稳定性　emotional stability　04.188
情绪异常　emotional disorder　06.133
穹隆　fornix　02.078
穹隆下器　subfornical organ　02.159
丘脑　thalamus　02.130
丘脑腹侧核　ventral nucleus of thalamus　02.136
丘脑腹后核　ventral posterior nucleus of thalamus　02.139
丘脑腹前核　ventral anterior nucleus of thalamus　02.137
丘脑腹外侧核　ventral lateral nucleus of thalamus　02.138
* 丘脑腹中间核　ventral intermediate nucleus of thalamus　02.138
丘脑内侧核群　medial nuclear group of thalamus　02.133
丘脑前核群　anterior nuclear group of thalamus　02.132
丘脑外侧核群　lateral nuclear group of thalamus　02.134
丘脑网状核　thalamic reticular nucleus　02.131
躯体非攻击行为　physically non-aggressive behavior　04.017
躯体感觉皮质　somatosensory cortex, somatic sensory cortex　02.046
躯体攻击行为　physically aggressive behavior　04.016
躯体约束　physical restraint　06.143
躯体自理能力　physical self-maintenance　06.144
去极化　depolarization　05.115
去极化电流　depolarization current　05.148
全细胞记录模式　whole-cell recording　05.104
全亚型τ蛋白转基因小鼠　pack tau transgenic mouse　05.218
群体峰电位　population spike potential　05.205

R

* 燃尽斑　end-stage plaque　03.052
热噪声　thermal noise　05.164
人格　personality　04.027
人格改变　personality change　04.028
人格解体　depersonalization　04.029
人工神经网络　artificial neuronal network　05.075
人际关系　personal relationship　06.142
认知　cognition　04.099
认知干预　cognitive intervention　04.105
认知过程　cognitive process　04.100
认知康复　cognitive rehabilitation　06.167
认知能力　cognitive ability　04.101
认知障碍　cognitive disorder　04.106

任务分析　task analysis　06.197
日常生活活动　activity of daily living, ADL　06.162
日常生活活动量表　activity of daily living scale　06.001
日常生活活动训练　training of activity of daily living, training of ADL　06.165
日常生活活动指数　activity of daily living index, ADL index　06.161
日间照料中心　day care center　06.103
日落综合征　sundown syndrome　06.130
软膜　pia mater　02.151
朊病毒　prion　03.045
朊病毒病　prion disease　03.046

S

* 21-三体综合征　21-trisomy syndrome　01.020
散发性阿尔茨海默病　sporadic Alzheimer's disease　01.002
上丘脑　epithalamus　02.122
上纵束　superior longitudinal fasciculus　02.111

少突胶质细胞　oligodendrocyte　02.018
少突胶质细胞包涵体　oligodendrocyte inclusion　03.074
舌回　lingual gyrus　02.061
设置转换　set-shifting　06.195

社会人口统计数据因素　sociodemographic factor　06.196
射频脉冲　radio frequency pulse　05.004
X射线血管造影　X-ray angiography　05.032
摄取率　uptake rate　06.092
伸展过度　hyperextension　04.128
身体语言　body language　06.119
身心疾病　psychosomatic　06.147
神经保护剂　neuroprotectant　06.061
神经变性　neural degeneration　03.035
神经递质　neurotransmitter　03.040
神经胶质细胞　neuroglial cell　02.016
神经精神症状　neuropsychiatric symptom　04.004
神经连接蛋白　neurexin　03.037
神经梅毒　neurosyphilis　03.088
神经生长因子　nerve growth factor　06.072
神经调质　neuromodulator　03.041
神经微丝　neurofilament　02.024
神经细胞黏附分子　neuronal cell adhesion molecule, NCAM　03.038
神经炎　neuritis　03.019
神经炎斑　neuritic plaque　03.054
神经营养因子　neurotrophic factor, NTF　03.020
神经影像功能分析　analysis of functional neuro-image, AFNI　05.051
神经元　neuron　02.001
神经元缺氧改变　hypoxic cell change in neuron　03.083
神经原纤维缠结　neurofibrillary tangle, NFT　03.030
神经毡　neuropil　03.032
神经毡细丝　neuropil thread, NT　03.033
神游状态　fugue state　04.010
肾上腺脑白质营养不良　adrenoleukodystrophy　03.092
肾上腺素　epinephrine, adrenaline　06.016
肾脏排泄　renal excretion　06.088
生活质量　quality of life, QoL　06.150
失读[症]　alexia　04.118
失眠　insomnia　04.234
失敏　desensitization　05.189
失认[症]　agnosia　04.111
失算症　acalculia　04.110
失调电位　offset potential　05.135
失写[症]　agraphia　04.119

失用[症]　apraxia　04.120
失语[症]　aphasia　04.139
失智照料者　certificated dementia caregiver　06.101
石杉碱甲　huperzine A　06.030
时间常数　time constant　05.119
时间飞跃法磁共振血管成像　time of flight magnetic resonance angiography, TOF-MRA　05.034
时间聚类分析法　temporal clustering analysis, TCA　05.078
食欲障碍　dysorexia　04.239
世界卫生组织老年成套神经心理测验　World Health Organization-battery of cognitive assessment instrument forelderly, WHO-BCAI　06.013
事件相关设计　event-related design　05.077
视觉忽视　visual neglect　04.032
视觉空间技能损害　impairment of vision-spatial skill　06.185
视觉失认　visual agnosia　04.112
视皮质　visual cortex　02.062
视物变形　metamorphopsia　04.059
适应　adaptation　06.108
嗜睡　lethargy　04.235
嗜银颗粒病　argyrophilic grain disease　03.077
手语　hand language　06.120
树胶肿性神经梅毒　gummatous neurosyphilis　03.089
树突棘　dendritic spine　02.015
树突树　dendritic tree　02.014
数模转换器　digital to analog converter　05.171
衰减　decay　05.175
双重作用　dual effect　06.084
双股螺旋细丝　paired helix filament, PHF　03.031
双氢麦角碱　co-dergocrine　06.053
双手协调　bi-manual coordination　06.176
睡眠障碍　sleep disorder　04.233
顺行性遗忘　anterograde amnesia　04.090
瞬时记忆　immediate memory　04.073
思维　thinking　04.168
思维不连贯　incoherence of thinking　04.185
思维迟缓　retardation of thinking　04.184
思维灵活性　flexibility of thinking　04.176
思维逻辑障碍　paralogia of thinking　04.181
思维贫乏　poverty of thinking　04.183
思维散漫　loosening of thinking　04.182
思维形式障碍　disorder of thinking form　04.179

斯特鲁普实验　Stroop test　05.266
松果体　pineal body　02.125
随访　follow-up　06.105
髓鞘　myelin sheath　02.019
髓鞘发育不良　dysmyelination　03.069
髓鞘再生　remyelination　03.070
髓纹　stria medullaris　02.124
髓质　medulla　02.107
缩小　shrink　05.090

T

他克林　tacrine　06.026
贪食[症]　bulimia　04.241
碳纤电极　carbon-fiber electrode, CFE　05.108
唐氏综合征　Down syndrome　01.020
逃避潜伏期　escape latency　05.248
体积测量　volume measurement　05.061
条件性位置偏爱实验　conditioned place preference test, CPP test　05.253
调节　adjust　06.107
听觉刺激　auditory stimulation　06.153
听觉广度　auditory span　06.171
听觉失认　auditory agnosia　04.113
听皮质　auditory cortex　02.055
通道去激活　channel deactivation　05.188
通道去失活　channel deinactivation　05.187
*通路电阻　access resistance　05.157
同形性星形胶质细胞增生　isomorphic astrocytic gliosis　03.072
统计参数图　statistical parametric mapping, SPM　05.049
统计激活图　statistical activation mapping　05.050
投射纤维　projection fiber　02.109
突触　synapse　05.190
突触传递　synaptic transmission　05.191
突触蛋白　synapsin　03.042
突触核蛋白　synuclein　03.007
突触后电位　postsynaptic potential　05.197
突触后致密区　postsynaptic density, PSD　03.023
突触后致密区93　postsynaptic density-93, PSD-93　03.025
突触后致密区95　postsynaptic density-95, PSD-95　03.024
突触可塑性　synaptic plasticity　05.192
突触前电位　presynaptic potential　05.196
突触生长蛋白　synaptophysin　03.043
图片命名　picture-naming　04.150
图像融合　image fusion　05.053
推理　reasoning　04.174
褪黑[激]素　melatonin　06.062
脱髓鞘　demyelination　03.068

W

外侧膝状体　lateral geniculate body　02.142
外面向外记录模式　outside-out recording　05.105
外囊　external capsule　02.118
外显记忆　explicit memory　04.080
外显注意　overt attention　04.221
外向电流　outward current　05.147
外源性注意　exogenous attention　04.215
妄想　delusion　04.050
微电极　microelectrode　05.106
微管　microtubule　02.021
微丝　microfilament　02.022
微小终板电位　miniature end-plate potential, mEPP　05.202
韦尼克脑病　Wernicke encephalopathy　03.102
违拗症　negativism　04.013
尾状核　caudate nucleus　02.088
未定带　zona incerta　02.129
*位移电流　displacement current　05.143
纹状体　corpus striatum　02.087
问题解决　problem solving　04.178
问题解决技能　problem-solving skill　06.183
卧床并发症　complication of bed rest　06.123
无名质　innominate substance　02.102
无目的走动　aimless walking　04.023
物体回忆训练　object recall training　06.190

X

*吸收率　uptake rate　06.092
*膝　genu　02.119
细胞骨架　cytoskeleton　02.020
细胞贴附记录模式　cell-attached recording　05.102
*下冲　undershoot　05.123
下角　inferior horn　02.097
下颞皮质　inferotemporal cortex　02.053
下丘脑　hypothalamus　02.127
下托　subiculum　02.076
下纵束　inferior longitudinal fasciculus　02.112
纤维性胶质细胞增生　fibrillary gliosis　03.071
现实定向　reality orientation　06.151
线粒体脑肌病伴高乳酸血症和卒中样发作　mitochondrial encephalomyopathy with lactic acidosis and stroke-like episode　03.093
线性测量　linear measurement　05.060
相对不应期　relative refractory period　05.130
消极态度　passive attitude　06.134
小动脉硬化　arteriolosclerosis　03.057
小分子泛素相关修饰物蛋白　small ubiquitin-related modifier protein, SUMO　03.028
小脑　cerebellum　02.027
小脑幕　tentorium of cerebellum　02.150
楔前叶　precuneus　02.059
楔叶　cuneus　02.058
斜角带　diagonal band　02.083
心境　mood　04.187
*心境障碍　mood disorder　04.192
心理定势　mental set　04.211
心理分析　psychoanalysis　06.146
心理治疗　psychotherapy　06.148
*心向　mental set　04.211
欣快　euphoria　04.201
新皮质　neocortex　02.038
*信号带宽的角频率　angular frequency of signal bandwidth　05.173
兴奋　excitation　05.111
兴奋性　excitability　05.112
兴奋性氨基酸　excitatory amino acid　06.076

兴奋性氨基酸受体拮抗剂　excitatory amino acid receptor antagonist　06.077
兴奋性突触后电位　excitatory postsynaptic potential, EPSP　05.198
星形胶质细胞　astrocyte　02.017
星形神经元　stellate neuron　02.006
形象思维　imaginal thinking　04.171
行为干预　behavioral intervention　06.116
行为控制障碍量表　behavioral dyscontrol scale, BSF　06.004
行为障碍　behavioral disorder　04.231
行为治疗　behavioral therapy　06.115
行走　ambulatory　06.017
行走障碍　dysbasia　04.229
兴趣缺失　anhedonia　04.031
*杏仁[复合]体　amygdaloid complex　02.085
杏仁核　amygdala, amygdaloid nucleus　02.085
性亢奋　sexual disinhibition　04.034
休息活动节律障碍　rest-activity rhythm disorder　04.238
嗅结节　olfactory tubercle　02.081
嗅脑　rhinencephalon　02.063
嗅皮质　olfactory cortex　02.064
虚构症　confabulation　04.087
选择性遗忘　selective amnesia　04.092
选择性乙酰胆碱受体激动剂　selective acetylcholine receptor agonist　06.036
选择性注意　selective attention　04.217
学习能力　ability to learn　04.177
*学习潜伏期　escape latency　05.248
血管性痴呆　vascular dementia　01.015
血-脑脊液屏障　blood-cerebrospinal fluid barrier　02.155
血-脑屏障　blood-brain barrier, BBB　02.154
血清淀粉样蛋白 P 组分　serum amyloid P component　03.016
血氧水平依赖　blood oxygenation level dependent, BOLD　05.028

Y

压疮　pressure sore　06.124
亚急性硬化性全脑炎　subacute sclerosing panencephalitis　03.099
烟碱受体激动剂　nicotine receptor agonist　06.035
严重障碍量表　severe impairment battery, SIB　06.012
*言语错乱　language of confusion　04.137
言语声律障碍　dysprosody　04.133
*言语韵律障碍　dysprosody　04.133
言语障碍　dysphasia　04.132
盐酸吡硫醇　pyritinol hydrochloride　06.052
盐酸美金刚　memantine　06.045
盐酸乙酰 L-肉碱　acetyl L-carnitine hydrochloride, ALCAR　06.024
*颜色与文字的冲突实验　color word conflict test　05.266
厌食[症]　anorexia　04.240
药物不良反应　adverse drug reaction　06.083
夜间觉醒　nocturnal awakening　04.236
液接电位　liquid junction potential　05.137
衣着　manner of dress　04.167
胰岛素降解酶　insulin-degrading enzyme, IDE　03.006
移位　shift, deviation　05.092
遗传工程动物模型　genetic engineering animal model　05.210
遗传印迹　gene imprinting　05.267
遗忘性失用　amnesic apraxia　04.123
遗忘[症]　amnesia　04.089
疑病妄想　hypochondriacal delusion　04.057
乙酰胆碱　acetylcholine　06.023
乙酰胆碱受体激动剂　acetylcholine receptor agonist　06.033
乙酰胆碱酯酶　acetylcholinesterase, AChE　06.014
乙酰胆碱酯酶抑制剂　acetylcholinesterase inhibitor, AChEI　06.015
N-乙酰天[门]冬氨酸　N-acetyl-aspartate, NAA　05.084
异染性脑白质营养不良　metachromatic leukodystrophy　03.091
异食癖　pica　04.242
异型皮质　heterotypic cortex, allocortex　02.039

抑郁　depression　04.203
抑郁性假性痴呆　depressive pseudodementia　04.036
抑制性回避　inhibitory-avoidance response, IAR　05.263
抑制性突触后电位　inhibitory postsynaptic potential, IPSP　05.200
易激惹　irritability　04.200
意识　consciousness　04.224
意识混浊　clouded consciousness　04.227
意识模糊　confusion of consciousness, mental confusion　04.226
意识丧失　unconsciousness　06.126
意识障碍　disorder of consciousness　04.225
意图　intent　04.208
意志缺失　abulia　04.210
音乐治疗　music therapy　06.154
隐藏平台　hidden platform　05.244
隐藏平台获得训练　hidden-platform acquisition training　05.246
应对　coping　06.113
应对策略　coping strategy　06.114
硬脑膜　cerebral dura mater　02.148
有氧耐力活动　aerobic endurance activity　06.166
诱发电位　evoked potential　05.204
诱发性动物模型　induced animal model　05.208
鱼雷样变　torpedo change　03.101
娱乐治疗　recreational therapy　06.155
语言非攻击行为　verbally non-aggressive behavior　04.020
语言功能　language function　04.131
语言攻击行为　verbally aggressive behavior　04.019
语言激越行为　verbally agitated behavior　04.018
语言退化　language deterioration　04.138
语义编码　semantic encoding　04.129
语义痴呆　semantic dementia　04.145
语义记忆　semantic memory　04.068
*语义加工　semantic processing　04.129
语用能力　pragmatic ability　04.130
阈电位　threshold potential　05.126
阈下电位　sub-threshold potential　05.127
原发性变性痴呆　primary degenerative dementia　01.024

原发性丘脑性痴呆　primary thalamic dementia　01.023
*原皮质　archicortex　02.040
原始斑　primitive plaque　03.053
远期记忆　remote memory　04.074
阅读障碍　dyslexia　04.146
运动和程序技能评定　assessment of motor and process skill, AMPS　06.168
运动记忆　motor memory　04.070
运动皮质　motor cortex　02.048
运动前区　premotor area　02.050
运动神经元　motor neuron　02.008
运动探索　locomotion　05.261
运动型程序记忆　motor-type procedural memory　04.071
运动徐缓　bradykinesia　04.127
运动障碍　dyskinesia, dyspraxia　04.230

Z

灾难性反应　catastrophic reaction　04.025
甾体抗炎药　steroidal anti-inflammatory drug　06.067
载脂蛋白E　apolipoprotein E, ApoE　03.008
载脂蛋白E基因敲除小鼠　apolipoprotein E knockout mouse　05.229
载脂蛋白E转基因小鼠　apolipoprotein E transgenic mouse　05.228
再现性记忆　reproductive memory　06.194
早老蛋白　presenilin, PS　03.009
早老蛋白1　presenilin-1, PSEN1, PS1　03.010
早老蛋白2　presenilin-2, PSEN2, PS2　03.011
早老蛋白1转基因小鼠　presenilin-1 transgenic mouse, *PS1* transgenic mouse　05.223
早老蛋白1, 2转基因小鼠　presenilin-1, 2 transgenic mouse　05.230
早老性痴呆　presenile dementia　01.006
责任护士　primary nurse　06.102
增益　gain　05.176
闸门电流　gating current　05.143
谵妄　delirium　04.039
照料者　caregiver　06.098
*枕角　occipital horn　02.096
*震颤麻痹　paralysis agitans　01.011
震惊条件反射实验　acoustic startle response experiment　05.259
镇静剂　neuroleptics　06.135
整流　rectification　05.186
正常压力脑积水　normal-pressure hydrocephalus　03.044
正电流　positive current　05.144
正电子发射体层摄影　positron emission tomography, PET　05.042
支持性心理治疗　supportive psychotherapy　06.149
知情同意　informed consent　06.106
执行功能　executive function　04.102
执行功能障碍　executive dysfunction　04.161
质子密度　proton density　05.065
质子密度加权成像　proton density weighted imaging, PDWI　05.011
智力　intelligence　04.157
智力缺陷　amentia　04.160
智力衰退　intellectual deterioration　04.158
智力训练　mental discipline　06.186
智力障碍　intellectual disorder　04.159
中缝核　raphe nuclei　02.146
中间神经元　interneuron　02.009
中间丝　intermediate filament, IF　02.023
*中间纤维　intermediate filament, IF　02.023
中脑　mesencephalon, midbrain　02.032
中央部　central part　02.094
中央后回　postcentral gyrus　02.045
中央前回　precentral gyrus　02.047
终板电位　end-plate potential, EPP　05.201
终板血管器　organum vasculosum of lamina terminalis　02.160
终末斑　end-stage plaque　03.052
终纹　terminal stria　02.084
轴浆转运　axoplasmic transport　02.013
*轴索斑　neuritic plaque　03.054
轴突终末　axonal terminal　02.012
昼夜节律　circadian rhythm　06.122
昼夜节律障碍　circadian rhythm abnormality　04.237
蛛网膜　arachnoidea, arachnoid mater　02.152
蛛网膜下池　subarachnoid cistern　02.156
主动回避实验　active-avoidance test　05.264
主动免疫　active immunity　06.074

主观负担　subjective burden　06.137
*助忆法　mnemonics　06.173
注意　attention　04.212
注意广度　attention span　06.170
注意水平　attention level　06.169
注意障碍　attention disorder　04.223
注意转移　shifting of attention　04.220
专业护理照料　skilled-nursing care　06.095
转棒疲劳实验　rota rod system　05.260
APP 转基因大鼠　APP transgenic rat　05.222
APP 转基因动物模型　APP transgenic animal model　05.219
BACE/APP/PS1 转基因果蝇　BACE/APP/PS1 transgenic fruit fly　05.235
APPswe/NOS 转基因小鼠　APPswe/NOS transgenic mouse　05.227
APPswe/PS1ΔE9 转基因小鼠　APPswe/PS1ΔE9 transgenic mouse　05.225
APP23/TNR 转基因小鼠　APP23/TNR transgenic mouse　05.226
FTDP-17 转基因小鼠　frontotemporal dementia with parkinsonism-17 mutant transgenic mouse, FTDP-17 mutant transgenic mouse　05.231
PS1-M146L/APPswe 转基因小鼠　PS1-M146L/APPswe transgenic mouse　05.224
FTDP-17 转基因秀丽线虫　FTDP-17 mutant transgenic C.elegans　05.237
转 APP 启动子-GFP 斑马鱼　transgenic APP promoter-GFP zebra fish　05.236

锥体细胞　pyramidal cell　02.005
咨询　counseling　06.110
自卑情结　inferiority complex　04.197
自传体记忆　autobiographical memory　04.076
自传体记忆访谈　autobiographical memory interview　06.174
自动分割　automated segment　05.057
自动加工　automatic processing　04.218
自发活动　spontaneous activity　05.239
自发活动开场实验　open field test　05.252
自发兴奋性突触后电位　spontaneous excitatory postsynaptic potential, sEPSP　05.199
自发性动物模型　spontaneous animal model　05.209
自我监控　self-monitoring　04.164
自我维护技能　self-maintenance skill　06.184
*自旋-晶格弛豫　spin-lattice relaxation　05.006
*自旋-自旋弛豫　spin-spin relaxation　05.007
自知力　insight　04.104
自知力缺失　loss of insight　04.209
字母流畅性　letter fluency　04.147
总体衰退量表　global deteriorate scale, GDS　06.011
纵向弛豫　longitudinal relaxation　05.006
组胺受体拮抗剂　histamine receptor antagonist　06.040
组块设计　block design　05.076
最后区　area postrema　02.161
最外囊　extreme capsule　02.117
罪恶妄想　delusion of guilt　04.055